中华医学会呼吸病学分会
中国医师协会呼吸医师分会

新型冠状病毒肺炎
临床实用手册

主审/王　辰

主编/曹　彬　瞿介明

U0276996

中国协和医科大学出版社

图书在版编目（CIP）数据

新型冠状病毒肺炎临床实用手册/曹彬，瞿介明主编．—北京：中国协和医科大学出版社，2020.3
ISBN 978-7-5679-1500-8

Ⅰ．①新⋯　Ⅱ．①曹⋯　②瞿⋯　Ⅲ．①日冕形病毒—病毒病—肺炎—防治—手册　Ⅳ.①R563.1-62

中国版本图书馆 CIP 数据核字（2020）第 020492 号

新型冠状病毒肺炎临床实用手册

主　　审：王　辰
主　　编：曹　彬　瞿介明
责任编辑：张　宇　吴翠姣　李亚欢

出版发行：中国协和医科大学出版社
　　　　　（北京东单三条九号　邮编 100730　电话 65260431）
网　　址：www.pumcp.com
经　　销：新华书店总店北京发行所
印　　刷：中煤（北京）印务有限公司

开　　本：889×1194　1/32
印　　张：5.875
字　　数：135 千字
版　　次：2020 年 3 月第 1 版
印　　次：2020 年 3 月第 1 次印刷
定　　价：58.00 元

ISBN 978-7-5679-1500-8

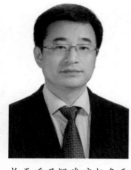

王　辰　呼吸病学与危重症医学专家。主任医师，教授，中国工程院院士。全国政协常委。中国工程院副院长，中国医学科学院北京协和医学院院校长。国家呼吸临床研究中心主任，中日友好医院呼吸中心主任。中国医院协会副会长，中国医师协会副会长，世界卫生组织全球防治慢性呼吸疾病联盟副主席。

　　长期从事肺栓塞与肺动脉高压、呼吸衰竭与呼吸支持技术、新发呼吸道传染病、慢性阻塞性肺疾病、烟草病学等领域的医疗、教学与研究工作。长于呼吸疑难病与危重症诊治。作出序贯机械通气、肺栓塞减量溶栓疗法、确证中药对流感疗效等多项创新并进入国际指南，指导改善临床实践。承担国家及国际重要研究项目 10 余项。在 New Engl J Med、Lancet 等国际权威期刊上发表论文 200 余篇。主编专著《肺栓塞》《呼吸支持技术》与国家规划教材《内科学》《危重症医学》等 10 余部。获国家科技进步奖特等奖 1 项、一等奖 1 项、二等奖 3 项。获何梁何利基金科学与技术进步奖，世界卫生组织控烟杰出贡献奖。

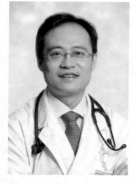

曹 彬 医学博士，主任医师，教授，博士研究生导师，教育部长江学者特聘教授，国家杰出青年科学基金获得者。现任中日友好医院副院长、党委常委。2015年7月起在中日友好医院工作，历任呼吸与危重症医学科主任兼呼吸与危重症医学科二部主任（含临床微生物与感染实验室、结核病区、肺癌病区、国际医疗部呼吸病区），呼吸中心常务副主任兼医院感染管理办公室主任和疾病预防控制处处长。目前兼任中华医学会呼吸病学分会候任主任委员，中华医学会呼吸病学分会感染学组副组长，中国医学科学院呼吸病学研究院副院长。International Society for Influenza and other Respiratory Virus Diseases（ISIRV）委员，Clinical Respiratory Journal（CRJ）副主编。

作为呼吸病学国家重点学科呼吸感染领域带头人，长期致力于急性呼吸道感染及新发、突发呼吸道传染病关键科学问题的研究。作为项目负责人承担国家"十二五"科技支撑计划、科技重大专项课题和国家自然科学基金等15项。累计培养博士研究生25名，硕士研究生16名。作为第一作者或通讯作者发表SCI论文87篇，主编学术专著2部，参编学术专著6部。曾获国家科学技术进步奖特等奖1项，北京市科学技术奖一等奖1项，中华预防医学会科学技术奖一等奖1项。获十五届吴阶平－保罗·杨森医学药学奖，杰出呼吸学术贡献奖等，享受国务院政府特殊津贴。

主编简介

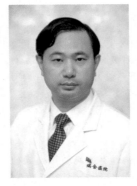 **瞿介明** 医学博士，呼吸内科主任医师，二级教授，博士研究生导师，上海市领军人才。现任上海交通大学医学院附属瑞金医院党委书记，上海交通大学医学院附属瑞金医院北院党委书记。历任原上海医科大学附属中山医院院长助理，党委副书记；复旦大学附属金山医院院长；复旦大学附属华东医院党委常务副书记、副院长；上海交通大学医学院附属瑞金医院院长、上海交通大学医学院附属瑞金医院北院院长。目前担任中华医学会呼吸病学分会主任委员，中国医师协会呼吸医师分会副会长，上海市医师协会呼吸内科医师分会会长，上海市医学会呼吸病学专科分会前任主任委员，上海市医学会副会长，上海市医院协会副会长。受聘为《中国呼吸与危重症监护杂志》《中国临床医学》《上海医学》《上海交通大学学报（医学版）》，*BMJ* 中文版，*Clinical Infectious Disease* 中文版，*Science Bulletin* 等杂志副主编。

作为负责人承担国家自然科学基金项目 7 项（其中重点项目 1 项）、国家重点研发项目 1 项、国家重点基础研究子课题 2 项等 10 余项课题。累计培养博士研究生和硕士研究生 30 余名。在 *Lancet*，*American Journal of Respiratory and Critical Care Medicine* 等杂志上作为第一作者和通讯作者发表 SCI 论文近 90 篇（IF：420 分），其中 IF>5 分的 SCI 论文 20 余篇。作为主编或副主编出版《免疫功能低下与感染》《肺部感染疾病鉴别与案例剖析》等 7 部学术专著。曾获国家教育部科技进步二等奖、上海市科技进步二等奖等科技成果奖共 7 次。

编者名单

主　审／王　辰

主　编／曹　彬　瞿介明

副主编／代华平　张　静　王一民

编　者／（按姓氏笔画排序）

王一民（中日友好医院）

代华平（中日友好医院）

毕　晶（复旦大学附属中山医院）

曲木诗玮（中日友好医院）

刘海霞（复旦大学附属中山医院）

李　辉（中日友好医院）

李庆云（上海交通大学医学院附属瑞金医院）

李海波（中日友好医院）

杨　晶（中日友好医院）

杨道文（中日友好医院）

时国朝（上海交通大学医学院附属瑞金医院）

张　静（复旦大学附属中山医院）

陈翠翠（复旦大学附属中山医院）

林　芳（中日友好医院）

周　建（复旦大学附属中山医院）

周　敏（上海交通大学医学院附属瑞金医院）

黄　絮（中日友好医院）

曹　彬（中日友好医院）

崔晓敬（中日友好医院）

童　琳（复旦大学附属中山医院）

瞿介明（上海交通大学医学院附属瑞金医院）

序

　　新型冠状病毒肺炎（COVID-19）是近期我国发生的典型的重大突发公共卫生事件。自 2019 年 12 月在湖北省武汉市暴发以来，迅速蔓延至全国，已造成我国逾 80000 例的人群感染。目前全球亦呈扩散趋势，防控任务异常艰巨。已成为继 SARS、禽流感、甲型 H1N1 流感之后，严重威胁人类健康的新发呼吸道传染病。

　　疫情当急，全国广大呼吸界同道以"国有难，召必至，战必胜"的英雄气概，纷纷驰援武汉，抗击这场突如其来的疫情。据不完全统计，数千名呼吸与危重医学科的医护人员投入到这场没有硝烟的"战争"中，他们各显其能，或为国家制订防控方略献计献策；或为认识疾病，积极探索研究，总结规律，制订合理诊疗方案，改善并规范临床诊治；或深入病房，诊察病情，甄别疾病，指导诊治；或使出万般"武艺"救治危重症患者，这些无不彰显着呼吸界同道为国承命的责任担当、崇高的职业精神和过硬的专业水平。

　　为进一步开展科学救治，中华医学会呼吸病学分会与中国医师协会呼吸医师分会联合组织在临床和科研一线的呼吸专家，结合他们的亲历和实践，编撰涵盖新冠病毒特点，新冠肺炎的流行病学特征、疾病表现、临床诊断与分型、危重症救治以及护理、康复、预防等多方面的内容，整理成册，以供大家学习、思考，相信读者必能从中获益。随着未来有关新冠肺炎研究的不断深入，各方面的认识也将逐渐完善，届时再做更迭、充实。

最后，向"战斗"在抗击新冠肺炎前线的医护同仁、战友致敬！

中国工程院院士

中国医学科学院北京协和医学院院校长

2020 年 3 月 5 日

前 言

——致这场战役中最可爱的人

2019 年岁末，一场空前的瘟疫席卷我国湖北省武汉市及其周边地区，并迅速蔓延至全国，乃至全球。在本书成稿之时，已有超过70 个国家及地区 9 万余人确诊，3000 余例患者去世，其中医护感染者超过 3000 例，不幸离世者 20 余例。世界卫生组织称之为"2019 冠状病毒病（COVID-19）"。

这是人类在 21 世纪面临的一次巨大威胁。这场人类与传染病的"战斗"，在本书付印之时仍在继续，甚至疾病还在传播。很多未知的问题困扰着我们——没有疫苗可以预防，没有特效药物可以治疗，仍有大量危重症患者处于"拉锯战"状态。但是，所有中国人学会了在"战斗"中认识新发疾病，在与疾病的博弈中积累经验，并迅速适应它、控制它。可以说，全体中国人为世界疫情防控铸造了第一道"中国长城"。

人们时常为宏大的叙事所着迷。银河、星系、宇宙，广袤的外部世界蕴藏着神秘的未知力量，引人敬畏，发人求索。相比宇宙之大，人类显得格外渺小。然而，我们的身体也时时刻刻发生着血雨腥风。一个喷嚏、一次飞沫，成千上万的细胞与病毒惨烈地"厮杀"，不亚于一场星际大战。在本书中，编者们以专业的视角走进新型冠状病毒的世界，了解病毒如何在人体内发生变化，甚至"聪明"地打开一道道关卡，侵入、复制、破坏，打造自己的"军工厂"。大部分时候，强大的人体细胞能够抵御外敌入侵，但事实也一再证明人类并不总能取得胜利。当遇到新型病毒时，人体的免疫系统缺乏对它的了解，或许来不及反应就大面积沦陷。病毒——比人类更古老的、更原始的、更低级的生命体，是人类时刻都不能掉以轻心、必须小心防范的对象。

从当前的形势看，新一轮世界范围的疫情仍不可避免。我们是否做好了准备？我们是否比 2020 年 1 月武汉局部大暴发时更加从容？我们该怎样做准备？医护是这场战役的一线英雄，但没有准备的"战斗"是不可能有胜利的机会的，所以科学知识、新技术、新方法是"武装"他们的最重要的"武器"。面对 COVID-19，无论是病毒本身、新药研发、疫苗生产，还是临床治疗方案，都需要我们不断去探索这些未知。

本书创作于这场无声的"战斗"中，内容涵盖了病毒特点、流行病学特征、疾病表现、临床分型、危重症的救治经验、中医中药诊治、护理、康复、防护等多个方面，是研究者们通过总结近期科学文献，并结合临床实际经验，而整理成册的。希望本书能够帮助临床医务工作者在患者床旁或者实验室作出正确的处置，并给患者带来更多的希望。

本书的编者们是我们的师长、朋友、同事，凝聚了武汉、上海、北京三地一线医护同道的智慧和心血。1 个多月来，他们每一天都在拼命地工作，用自己单薄的身体抵挡着病毒，用沙哑颤抖的声音报告着真相；每一天都要鼓起勇气重新投入"战斗"中，这一秒他们调整口罩让自己防护得更完善，下一秒就要毫不犹豫地去给患者插管、做胸外心脏按压。这奋不顾身的原因很纯粹——他们的名字是医务工作者。

本书将同步上线电子版及纸质版，一方面，电子版会随着对疾病认知的更加完善随时进行更新；另一方面，本书的大部分内容不仅适用于此次新冠疫情，也适合广大临床医生在处理类似临床问题中作为借鉴和参考。

在此，要特别感谢来自中日友好医院呼吸中心、上海交通大学医学院附属瑞金医院呼吸与危重症医学科及复旦大学附属中山医院的临床和检验科室的编者们。他们在短时间内夜以继日、不辞辛苦地进行书稿的编写及修改、完善，以科学精神和高度责任心高质量地完成本书的编写工作。限于本书编写时间紧迫和编者们都承受着巨大的压力，一定会有很多不足之处，真诚希望广大读者谅解，并提出宝贵意见。

曹　彬

2020 年 3 月于武汉

目录
CONTENTS

第一章 新型冠状病毒感染的暴发流行 ……………………………… 1

　第一节 探秘新型冠状病毒 ……………………………………… 2

　　一、病毒概述 ……………………………………………………… 2

　　二、冠状病毒概述 ………………………………………………… 4

　　三、新型冠状病毒概述 …………………………………………… 6

　　四、新型冠状病毒与SARS冠状病毒和

　　　　MERS冠状病毒的异同点 ………………………………… 7

　　五、新型冠状病毒的致病性 ……………………………………… 9

　第二节 新型冠状病毒感染的流行病学特点 ………………… 16

　　一、我国流行情况 ………………………………………………… 16

　　二、病毒潜伏期 …………………………………………………… 16

　　三、病毒传染力 …………………………………………………… 17

　　四、流行过程的三个基本环节 …………………………………… 17

　　五、密切接触者的概念及判定标准 …………………………… 23

　　六、流行特征 ……………………………………………………… 25

　　七、影响流行的因素 ……………………………………………… 27

第二章 新型冠状病毒感染的临床表现与诊断 ……………… 29

　第一节 新型冠状病毒感染的临床表现与辅助检查 ……… 30

　　一、临床表现 ……………………………………………………… 30

　　二、辅助检查 ……………………………………………………… 30

　第二节 新型冠状病毒感染的早期识别与诊断 …………… 33

　　一、疑似病例及确诊病例 ……………………………………… 34

二、临床分型 ………………………………………… 35

三、重型、危重型临床预警指标 ……………………… 37

第三节　新型冠状病毒感染的鉴别诊断 …………………… 38

一、普通感冒（common cold） …………………… 42

二、流行性感冒（influenza，简称流感） ………… 43

三、其他病毒性肺炎 ………………………………… 44

四、肺炎支原体肺炎、肺炎衣原体肺炎 …………… 47

五、细菌性肺炎 ……………………………………… 48

六、急性间质性肺炎 ………………………………… 48

七、继发性间质性肺炎 ……………………………… 49

第四节　新型冠状病毒肺炎的诊断路径 …………………… 50

第三章　新型冠状病毒感染的治疗 ……………………………… 55

第一节　新型冠状病毒感染的分类处理与治疗原则 …………… 56

一、分类处理原则 …………………………………… 56

二、病情监测 ………………………………………… 57

三、一般治疗 ………………………………………… 57

四、抗病毒治疗 ……………………………………… 57

五、并发症、合并症治疗 …………………………… 62

第二节　重症新型冠状病毒肺炎的救治 …………………… 64

一、重型与危重型患者的识别 ……………………… 64

二、早期的监测和支持治疗 ………………………… 65

三、病原学采样 ……………………………………… 66

四、呼吸衰竭和急性呼吸窘迫综合征（ARDS）的处理 …… 66

五、脓毒症休克的处理 ……………………… 70

六、其他脏器功能的支持 …………………… 71

七、营养支持 …………………………………… 72

八、并发症的预防 …………………………… 72

九、抗病毒及其他抗感染药物治疗 ………… 73

十、糖皮质激素的使用 ……………………… 75

第三节 新型冠状病毒肺炎的中医中药治疗 …… 77

一、新型冠状病毒肺炎的病因病机 ………… 77

二、中医药诊疗 ……………………………… 79

三、典型病例 ………………………………… 84

第四节 新型冠状病毒肺炎的康复治疗 ………… 94

一、呼吸康复定义与适用范围 ……………… 94

二、新型冠状病毒肺炎患者呼吸康复须知 … 94

三、呼吸康复治疗的目标 …………………… 95

四、不同类型患者的康复治疗 ……………… 96

五、已发表的康复指导方案 ………………… 105

第五节 新型冠状病毒感染患者的护理 ………… 106

一、临床护理 ………………………………… 106

二、心理护理 ………………………………… 124

第四章 新型冠状病毒感染的预防 ……………… 131

第一节 普通人群的预防措施 …………………… 132

一、尽量减少外出活动 ……………………… 132

二、外出过程中的个人防护措施 …………… 132

三、居家防护措施 …………………………… 133

四、手卫生防护知识 ………………………… 137

五、口罩防护知识 …………………………… 139

第二节 医护人员的防护措施 ………………… 147

一、医护人员防护的策略和原则 …………… 147

二、防护用品的分类及使用指引 …………… 151

三、医疗机构内的分级防护 ………………… 153

四、防护用品的使用方法和注意事项 ……… 156

五、环境感染控制 …………………………… 161

六、环境清洁消毒 …………………………… 161

参考文献 ……………………………………… 163

第一章
CHAPTER 1
新型冠状病毒感染的暴发流行

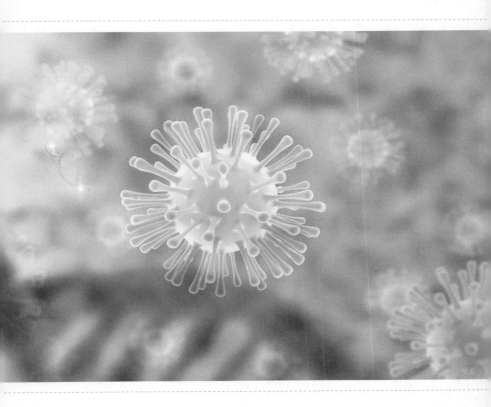

第一节
探秘新型冠状病毒

一、病毒概述

病毒是一种个体微小、结构简单、只含一种核酸（DNA 或 RNA）、必须在活细胞内寄生并以复制方式增殖的非细胞生命形态。病毒没有自身的代谢结构和酶系统，因此不能独立生存，必须生活在其他生物的细胞内。一旦离开了宿主细胞，病毒就成了没有任何生命活动、也不能独立自我繁殖的化学物质。病毒进入宿主细胞后，可以利用细胞中的物质和能量进行复制、转录和翻译，按照它自身的核酸所包含的遗传信息产生和它一样的新一代病毒。复制后的生物病毒裂解宿主细胞而被释放出去，感染新的宿主细胞。病毒的生命过程大致分为吸附、注入（DNA 或 RNA）、合成（整合入宿主细胞 DNA 或反转录）、装配（利用宿主细胞转录 RNA、翻译蛋白质、再组装）、释放 5 个步骤。

病毒一般由内部遗传物质和衣壳构成，后者为包被遗传物质的由蛋白或脂蛋白组成的保护性外壳。构成衣壳的形态亚单位称为衣壳粒，由核酸和衣壳蛋白所构成的粒子称为核衣壳。较复杂的病毒外边还包裹着类似细胞膜的包膜和棘突结构，与衣壳共同决定病毒的特异性。广义的病毒还包括亚病毒因子（subvirus），即在核酸和蛋白质两种成分中，只含其中之一的分子病原体或是由缺陷病毒构成的功能不完整的病原体，如类病毒（viroids）、拟病毒（virusoids）、病毒粒子（virion），其中拟病毒和类病毒仅是一条简单的

ssRNA 链，病毒粒子是一种类似酶的蛋白分子。按照病毒的衣壳粒排列方式不同，病毒表现为 3 种对称型构型：①立体对称型，外观为球状，实际为二十面体，呈立体多面体，如脊髓灰质炎病毒、腺病毒。②螺旋对称型，衣壳粒一个接一个地呈螺旋对称排列而成，核酸存在于螺旋状沟中，如烟草花叶病毒（TWV）。③复合对称型，头部为立体对称，尾部为螺旋对称，如噬菌体。

　　病毒的分类方式有很多。根据病毒结构的不同，可以分为真病毒（euvirus，简称病毒）和亚病毒（subvirus，包括类病毒、拟病毒、病毒粒子）。根据病毒专性宿主的不同，可以分为动物病毒[如禽流感病毒、天花病毒、人类免疫缺陷病毒（HIV）等]、植物病毒（如烟草花叶病毒）、细菌病毒（噬菌体）、放线菌病毒（噬放线菌体）、藻类病毒（噬藻体）、真菌病毒（噬真菌体）。根据病毒性质的不同，可以分为温和病毒（如人类免疫缺陷病毒）、烈性病毒（如狂犬病毒）。根据病毒大小的不同，可以分为小型病毒（小于 50nm，如口蹄疫病毒为 20nm）、中等大小病毒（50 ~ 150nm，包括大多数病毒）、大型病毒（大于 150nm，如痘病毒为 300nm）。根据病毒形态的不同，可以分为球状病毒、杆状病毒、砖形病毒、冠状病毒、丝状病毒、链状病毒、具有球状头部的病毒、封于包涵体内的昆虫病毒等。根据遗传物质的不同，可以分为 DNA 病毒（除细小病毒组的成员是单链 DNA 外，其余所有的病毒都是双链 DNA）、RNA 病毒（除呼肠孤病毒科的成员是双链 RNA 外，其余所有的病毒都是单链 RNA）、蛋白质病毒（如朊病毒）。也可根据戴维·巴尔的摩分类法（基于病毒 mRNA 的生成机制）分为以下几种：双链 DNA 病毒（如腺病毒、疱疹病毒、痘病毒）、单链 DNA 病毒（如细小病毒）、双链 RNA 病毒（如呼肠孤病毒）、正义单链 RNA 病毒（如微小核糖核酸病毒、披盖病毒）、反义单链RNA病毒（如正黏液病毒、炮弹病毒）、单链RNA反转录病毒（如反转录病毒）、双链DNA反转录病毒（如肝炎病毒）。

虽然生物病毒会给人类带来一定的益处，例如，利用噬菌体可以治疗一些细菌感染，利用昆虫病毒可以治疗、预防一些农业病虫害等。但是生物病毒危害也很大，如人类免疫缺陷病毒、狂犬病毒等，可给人类带来生命危险；流感病毒、肝炎病毒等可使人类致病，甚至致死；烟草花叶病毒、马铃薯Y病毒可给人类带来财产损失。

二、冠状病毒概述

冠状病毒（Coronavirus，CoV）最先于1937年从鸡身上分离出来，在系统分类上属于巢病毒目（Nidovirales）、冠状病毒科（Coronaviridae）、正冠状病毒亚科（Orthocoronavirinae）。根据血清型和基因组特点，冠状病毒亚科被分为α、β、γ、δ 4个属。冠状病毒是具有包膜（envelope）的不分节段的正链单股RNA病毒，由于病毒包膜上有四周伸出的棘突、形如王冠而得名，不同冠状病毒的棘突有明显的差异。冠状病毒的直径为60~200nm，平均直径为100nm；颗粒呈球形或椭圆形，经常为多形性。冠状病毒的基因组5′端具有甲基化的帽状结构，3′端具有poly（A）尾巴，全长27~32kb，是目前已知所有RNA病毒中基因组最大的。冠状病毒的结构蛋白包括棘突蛋白（S）、包膜蛋白（E）、膜蛋白（M）以及核蛋白（N）。S蛋白位于病毒表面，形成棒状结构，作为病毒的主要抗原蛋白之一，是用于分型的主要结构；而N蛋白包括病毒基因组，可用作诊断抗原。

对冠状病毒理化特性的认识多来自对 SARS-CoV（严重急性呼吸综合征冠状病毒）和 MERS-CoV（中东呼吸综合征冠状病毒）的研究。人冠状病毒对紫外线和热敏感，病毒在 4℃维持液中为中等稳定，-60℃可保存数年，但随着温度的升高，病毒的抵抗力下降，如 HCoV-229E 于 56℃ 30 分钟或者 37℃数小时即可使其丧失感染性。人冠状病毒不耐酸、不耐碱，病毒复制的最适宜 pH 为 7.2。人冠状病毒对有机溶剂和消毒剂敏感，乙醚、75%酒精、含氯消毒剂、过氧乙酸和氯仿等脂溶剂均可有效灭活病毒，但是氯己定（化学名为双氯苯双胍己烷）不能有效灭活病毒。

冠状病毒主要感染脊椎动物，与人和动物的多种疾病有关，可引起人和动物呼吸系统、消化系统和神经系统等疾病。动物冠状病毒包括哺乳动物冠状病毒和禽冠状病毒。哺乳动物冠状病毒主要为 α、β 属冠状病毒，可感染如蝙蝠、猪、犬、猫、鼠、牛、马等多种哺乳动物；禽冠状病毒主要为 γ、δ 属冠状病毒，可感染如鸡、麻雀、鸭、鹅、鸽子等多种禽类。

迄今为止，除本次在武汉引起病毒性肺炎暴发疫情的新型冠状病毒（2019-nCoV）外，共发现 6 种可感染人类的冠状病毒：α 属的 HCoV-229E、HCoV-NL63；β 属的 HCoV-OC43、HCoV-HKU1、SARS-CoV、MERS-CoV。其中，β 属的 4 种冠状病毒又可以分为 3 个亚群：A 亚群包括 HCoV-OC43 和 HCoV-HKU1，B 亚群包括 SARS-CoV，C 亚群包括 MERS-CoV。HCoV-229E、HCoV-NL63、HCoV-OC43、HCoV-HKU1 这 4 类冠状病毒在人群中较为常见，致病性较低，在免疫正常的人群中仅引起类似普通感冒的轻微呼吸道症状。全球 10% ~ 30%的上呼吸道感染由这 4 类冠状病毒引起，在造成普通感冒的病因中占第二位，仅次于鼻病毒。感染呈现季节性流行，每年春季和冬季为疾病高发期，潜伏期为2～5天，人群普遍易感，主要通过飞沫、接触传播。但是另外两种冠状病毒——SARS-CoV和MERS-CoV可引起严重的呼吸系统疾病，分别为严重急性呼吸综合征（SARS）和中东呼吸综合征（MERS），可表现为重症肺炎、急性呼吸窘迫综合征，有时是致命的。

三、新型冠状病毒概述

2019年12月以来，我国湖北省武汉地区短期内出现了多例以发热、乏力、咳嗽、呼吸困难为主要症状的不明原因的病毒性肺炎病例。2020年1月10日，第一例样本基因组测序完成之后，相继有5例样本的病毒基因组序列公布。经过基因序列同源性分析，发现本次武汉不明原因肺炎病例的病原体与以前发现的6种冠状病毒基因组序列极为相似，但与其他冠状病毒在保守的复制酶结构域（ORF 1ab）的序列一致性低于90%，因此推断为一种以前尚未在人类中发现的新型冠状病毒。2020年1月12日世界卫生组织（WHO）确认并将该病毒命名为"2019-nCoV"（2019 novel coronavirus），2020年2月11日国际病毒分类委员会（International Committee on Taxonomy of Viruses，ICTV）将其命名SARS-CoV-2，但目前尚未公认。这是目前已知的第7种人类冠状病毒。2020年2月8日国务院联防联控机制发布会上将新型冠状病毒感染的肺炎统一称为"新型冠状病毒肺炎"，简称"新冠肺炎"，英文名为"Novel coronavirus pneumonia"，简称"NCP"。2020年2月11日世界卫生组织（WHO）在日内瓦召开"2019新冠病毒全球研究和创新论坛：制定研究路线图"，在论坛上WHO发布新冠病毒肺炎的疾病名称：COVID-19，中文译名"2019冠状病毒病"。从认识上，新冠病毒并不仅仅引起肺炎，的确存在无症状感染者或仅以上呼吸道感染为表现的患者，因此COVID-19被一些学者认可。但同样有学者曾经提出建议命名为传染性急性呼吸综合征冠状病毒（transmissible acute respiratory syndrome coronavirus，TARS-CoV）、肺炎相关呼吸综合征（pneumonia-associated respiratory syndrome，PARS-CoV）等。根据WHO准则，病毒命名必须便于发音且与疾病相关联，命名要做到与地理位置、动物、个人或人群无关，从而防止对特定国家地区或种族人群的歧视。

新型冠状病毒有包膜，颗粒呈圆形或椭圆形，常为多形性，直径60~140nm，表面有独特的棘突，棘突长度为9~12nm。新型冠状病毒的基因组具有典型的β属冠状病毒的特征，包括5′端非翻译区（UTR）、复制酶复合体（ORF 1ab）、S基因、E基因、M基因、N基因、3′端非翻译区（UTR），以及几个非结构蛋白的开放读码框（ORF）。目前研究显示2019-nCoV与SARS-CoV基因组序列相似度约为80%，与2017年2月从国内的蝙蝠中采集到的蝙蝠SARS样冠状病毒（Bat SARS-like coronavirus isolate，bat-SL-CoVZC45）基因组序列相似性最高，相似度为88%。

体外分离培养时，新型冠状病毒96小时左右即可在人体呼吸道上皮细胞内被发现，而在Vero E6和Huh-7细胞系中分离培养约需6天。

四、新型冠状病毒与SARS冠状病毒和MERS冠状病毒的异同点

新型冠状病毒（2019-nCoV）、SARS冠状病毒（SARS-CoV）和MERS冠状病毒（MERS-CoV）都属于β属的冠状病毒，都可引起呼

吸道传染病，并且都是急性发病，人群普遍易感。

（一）新型冠状病毒

2019-nCoV 可引起新型冠状病毒肺炎，潜伏期 1～14 天，多为 3～7 天。新型冠状病毒肺炎以发热、乏力、干咳为主要表现，少数患者伴有鼻塞、流涕、咽痛和腹泻等症状。2019-nCoV 感染细胞的方式可能与 SARS-CoV 类似，即通过其 S 蛋白与人类血管紧张素转换酶 2（angiotensin converting enzyme 2，ACE2）相互作用的分子机制来感染人的呼吸道上皮细胞。2019-nCoV 的自然宿主可能是蝙蝠，其病毒溯源还需要进一步研究。2019-nCoV 具有较高的人际传播能力，传染源主要为新型冠状病毒肺炎的患者，无症状感染者也可能成为传染源。从目前收治的病例情况看，多数患者预后良好，病死率为 1%～4%，少数患者病情危重，重症病例比例约为 10%。老年人和有慢性基础疾病者预后较差，儿童病例症状相对较轻。

（二）SARS 冠状病毒

SARS-CoV 可引起严重急性呼吸综合征（severe acute respiratory syndrome，SARS），2002～2003 年，SARS 在我国集中暴发，潜伏期通常限于 14 天之内，一般为 2～10 天。SARS 的主要症状有发热、咳嗽、头痛、肌肉痛及呼吸道感染症状。目前已经证实中华菊头蝠（Chinese horseshoe bats）是 SARS-CoV 的自然宿主，果子狸是其中间宿主。SARS-CoV 可在人与人之间迅速传播，SARS 患者为最主要的传染源，症状明显的患者传染性较强，潜伏期或治愈的患者不具备传染性。SARS 从 2002 年底发现第一例病例开始，仅约半年时间就在世界范围内的 32 个国家和地区确诊病例达 8422 例。自 2004 年以来，全球未再报道过 SARS 病例。大多数 SARS 患者能够自愈或被治愈，确诊的病例中死亡率约为 10%，40 岁以上或有基础疾病者

（如冠心病、糖尿病、哮喘及慢性阻塞性肺疾病）病死率较高。

（三）MERS冠状病毒

MERS-CoV可引起中东呼吸综合征（Middle East respiratory syndrome，MERS），最早于2012年9月在沙特被发现，成为第6种已知的感染人类冠状病毒，其潜伏期为2~14天。单峰骆驼是MERS-CoV的主要储存宿主，且为人间病例的主要传染源，一般认为，MERS-CoV在人与人之间传播能力有限。从2012年9月第一例MERS病例被发现到2019年11月，累计确诊病例2494例，时有报道关于MERS的病例。虽然MERS的传染性较弱，但是病死率很高，在确诊的MERS患者中，死亡率约为34.4%。

五、新型冠状病毒的致病性

（一）新型冠状病毒感染人体的结构区域

新型冠状病毒（2019-nCoV）基因组包括两个侧翼非翻译区（untranslated regions，UTR）和一个长的编码多蛋白的编码区。编码区可分为非结构蛋白（nonstructural proteins，nsps）编码区和结构蛋白编码区。非结构蛋白编码区包括高度保守的开放阅读框架（open reading frame, ORF）ORF1a和ORF1b，其编码16个与复制和转录相关的酶（nsp1-nsp16）。结构蛋白编码区主要编码病毒的结构蛋白，如位于病毒囊膜表面的刺突蛋白S（spike protein）、小包膜蛋白E（envolope protein）、包膜蛋白M（membrane protein）和位于病毒囊膜内侧的核衣壳蛋白N（nucleocapsid protein）等。包膜蛋白M和小包膜蛋白E主要参与病毒的组装。核衣壳蛋白N主要参与基因组的保护。刺突蛋白S负责与宿主受体结合和与宿主细胞膜融合，介导病毒进入细胞，其含有两个亚基S1和S2。S1亚基负责与宿主受体结合，它包括两个域，N-末端域和C-末端受体结合结构域（receptor binding domain, RBD），均可直接与人体呼吸道上皮细胞上的受体相互作用；S2亚基则负责病毒与宿主细胞膜之间的融合。基因组排列顺序大致上依次为ORF1a、ORF1b、S基因、M基因、E基因和N基因。

（二）人体呼吸道上皮细胞上介导新型冠状病毒入胞的受体

血管紧张素转化酶（angiotensin converting enzyme, ACE）是一种外肽酶，其主要作用是参与肾素-血管紧张素系统通路，催化血管紧张素Ⅰ（angiotensin Ⅰ，Ang Ⅰ）转化为血管紧张素Ⅱ（angiotensin Ⅱ，Ang Ⅱ），在心血管系统调节中起关键作用。血管紧张素Ⅱ能引起血管收缩致血压升高，并能促进醛固酮分泌，调节机体血压和体液平衡。

ACE2最早于2000年被克隆发现，ACE2可在人体心脏、肾脏、肺脏、肝脏、睾丸和肠等多种组织中表达。ACE2虽然和ACE为同系物，二者功能却并不相同，ACE2并不能将Ang Ⅰ转换为Ang Ⅱ，它的功能可以概括为两种形式：蛋白酶功能和非蛋白酶依赖功能。

蛋白酶功能是指ACE2可以裂解血管紧张素Ⅰ（Ang Ⅰ）生成无活性的血管紧张素1-9（Ang 1-9）肽，而后者可以进一步被ACE或其他肽酶转化为有血管扩张作用的血管紧张素1-7（Ang 1-7）肽。另外ACE2可以以更高的效率，将血管紧张素Ⅱ（Ang Ⅱ）代谢成Ang 1-7肽。Ang 1-7肽已被证实有心血管保护作用。ACE2还可以裂解Apelin-13，使其羧基端脱掉1个氨基酸，而这种修饰作用可以影响Apelin-13发挥降低血压的作用。

非蛋白酶依赖功能是指ACE2确认是SARS-CoV和2019-nCoV的受体。介导了病毒的感染和传播。不依赖于ACE2的蛋白酶活性。

冠状病毒一旦与ACE2连接，ACE2的细胞外部分就会被裂解，而跨膜部分会向细胞内转移，介导病毒颗粒与宿主细胞进一步融合。

2003年，李文辉等通过细胞学实验证明ACE2是SARS-CoV感染细胞的重要受体。2005年，Kuba等在体内实验进一步证实李文辉等人的结论，并且发现SARS-CoV的刺突蛋白S会降低感染细胞的ACE2表达，同时阻断肾素-血管紧张素系统通路可以减轻SARS-CoV的刺突蛋白S所导致的肺损伤，并且证实ACE2可能在急性肺损伤中发挥保护作用，这提示ACE2除了介导SARS-CoV对细胞的感染之外，还可能通过调控肾素-血管紧张素系统通路参与SARS-CoV的致病机制。同为β属的2019-nCoV与SARS-CoV全基因组序列相似性为79.5%，是目前已知人冠状病毒中与之最为接近的。并且同源性建模结果显示，两种病毒的刺突蛋白S的S1亚基受体结合结构域相似，仅一些关键位点氨基酸表达不同，这意味着2019-nCoV感染受体细胞的方式很可能与SARS-CoV类似，即借由其刺突蛋白S与宿主细胞表面ACE2分子结合完成病毒入胞。目前的研究表明，2019-nCoV可能主要感染下呼吸道，感染后主要表现为非特异性的发热、干咳、呼吸困难，部分患者可能仅有腹泻、呕吐等非呼吸道症状。2019-nCoV与SARS-CoV都能引起严重的急性呼吸系统疾病，但是与SARS-CoV发病表现有着明显的差异。2019-nCoV感染者发病相对较缓慢，甚至有的患者症状表现并不明显。因此，相较于SARS-CoV感染者，2019-nCoV感染者不易及时鉴别，容易造成病毒的广泛传播，防控难度大大增加。

（三）新型冠状病毒对人体细胞的破坏

其过程可简单描述如下：首先2019-nCoV会吸附在宿主细胞表面，通过刺突蛋白S与宿主细胞表面靶受体ACE2蛋白分子相互作用

（S1亚基介导与ACE2受体结合，S2亚基介导膜融合）使病毒得以进入宿主细胞细胞质并发生脱壳。进入宿主细胞后，由于2019-nCoV的RNA为具有5′端甲基化帽和3′端Poly（A）尾结构的单链正义RNA，可以直接作为翻译模板，因此2019-nCoV先以自身RNA作为翻译模板，并且利用宿主细胞中的翻译体系，以5′端帽依赖的翻译方式表达其复制所必需的病毒RNA聚合酶，然后再利用RNA聚合酶转录合成负链亚基因组RNA（sub-genomic RNA，sgRNA），最后以sgRNA作为模板复制子代病毒基因组RNA。并且这一复制过程被认为发生在双膜囊泡中（double membrane vesicles，DMVs），而DMVs可能源自于内质网。关于翻译，2019-nCoV并不存在mRNA转录后的修饰剪切，其关于不同蛋白mRNA生成的调控，是一种特别的"不连续转录"。其是在病毒RNA聚合酶和转录因子作用下，识别特定的转录调控序列，合成不同长度的sgRNA，再由sgRNA转录为各个功能不同的mRNA。然后这些mRNA再利用宿主细胞的翻译体系，合成病毒装配所必需的各种非结构蛋白和结构蛋白如刺突蛋白S、包膜蛋白M等。当基因组RNA得以复制，并且组装为病毒颗粒所需的各种蛋白得以合成后，它们将在宿主细胞内质网处组装为成熟的病毒颗粒，然后通过高尔基体以囊泡形式释放至细胞外。而宿主细胞则由于其内部病毒大量复制导致细胞生存所必需的原料耗竭、细胞内缺氧、离子浓度异常和酶功能失调等细胞功能障碍，最终导致自身凋亡或被免疫细胞清除。被释放的新生病毒颗粒再次通过吸附、注入、合成、装配、释放这一循环过程，侵袭进入周围细胞，破坏肺部实质细胞，造成肺部损伤。

（四）人体如何应对新型冠状病毒

人类感染新型冠状病毒后，初起以发热、干咳、乏力为主，逐渐出现呼吸困难，少数患者伴有鼻塞、流涕和腹泻等症状。轻症患者仅有低热、轻微乏力，无明显的肺炎表现，疾病具有一定的自限性。重症患者多在发病1周左右出现症状加重，如明显呼吸困难，严重者病情发展迅速，可出现急性呼吸窘迫综合征、心肌炎、脓毒症休克、难以逆转的代谢性酸中毒、凝血功能障碍以及多器官功能衰竭。危重症患者常常需要呼吸和循环支持。那么这些症状都是由于病毒导致的吗？

一般来说，病毒侵入机体后，其自身复制过程会损伤宿主细胞，被损伤的宿主细胞会产生抗病毒反应，比如产生、释放各种细胞因子等。宿主细胞释放的各种细胞因子，会启动人体的固有免疫系统（又称非特异性免疫应答），如中性粒细胞、巨噬细胞、树突状细胞、自然杀伤细胞等固有免疫细胞对侵入的新型冠状病毒迅速产生免疫应答。随后，适应性免疫系统（又称特异性免疫应答）中的T淋巴细胞被激活，开始清除被新型冠状病毒感染的细胞。同时，B淋巴细胞在接受抗原提呈后也会产生大量特异的抗体。这些抗体不仅能够中和新型冠状病毒表面抗原，改变其表面蛋白构型，阻止病毒吸附于靶细胞表面，而且能够激活相应的补体反应，还利于吞噬细胞吞噬病毒。

整个过程中，多种免疫细胞会释放各种炎症因子，产生炎症反应，限制病毒扩散。巨噬细胞等会产生IL-1、TNF等具有致热源作用的细胞因子，导致机体体温升高。机体体温升高、组织pH改变等使体内环境不利于病毒的复制活动。如果这个时候人体免疫系统能够顺利清除新型冠状病毒，则各种免疫反应消退，炎症因子减少，机体体温开始下降，患者开始康复。

如果免疫系统不能顺利清除病毒，则可能会导致过度的免疫反应，炎症因子出现失控性暴发，导致炎症因子风暴。此外，病毒本身的一些结构蛋白对机体本身而言是超抗原，会诱发机体强烈的变态反应，引起自身组织不恰当的、剧烈的免疫破坏，导致免疫失衡（淋巴细胞可能大量死亡）。最终，强烈的炎症反应和病毒本身对肺组织的破坏，会造成肺部的上皮细胞和内皮细胞的过度损伤。肺部微血管的损伤将导致血浆和血液渗漏到肺间质，而肺泡上皮的破坏则会导致间质的水肿液进入肺泡出现肺水肿，炎症细胞渗出充满整个肺泡，纤维蛋白原也渗出，此时肺泡完全丧失了正常肺泡的通气和换气功能。并且肺微血管的病变，使得肺内毛细血管千疮百孔，高凝状态使得微血管血栓形成，肺循环不畅，局部环境酸中毒，使得病情陷入恶性循环。肺泡损伤严重，会失去气体交换的功能，即"气血屏障功能"丧失，导致急性肺损伤。如果情况继续恶化，可能会进展到急性呼吸窘迫综合征（acute respiratory distress syndrome, ARDS），表现为进行性呼吸困难和顽固性低氧血症。因此，对于危重症的新型冠状病毒肺炎患者，其往往不是死于病毒本身的感染，而是死于后续的机体过度剧烈的自身免疫炎症反应。这也是为什么2003年SRAS暴发时，恰当使用糖皮质激素抑制机体免疫、减轻细胞因子反应，反而能够缓解患者病情，使患者获得治愈的原因。

（五）2019-nCoV和SARS-CoV细胞因子风暴的不同特点

2019-nCoV和SRAS-CoV虽然基因组序列上有79.5%的相同，但是二者引发机体的免疫反应并不完全相同。SARS患者血清中促炎细胞因子IL-1β、IL-6、IL-12、IFN-γ、IP-10和MCP-1增加，导致活化的Th1细胞反应，使得SARS患者肺部炎症和广泛的肺损伤。新型冠状病毒肺炎患者虽然也有IL-1β、GM-CSF、IFN-γ、IP-10

和MCP-1等的升高，但与SARS患者不同的是，在新型冠状病毒肺炎患者中病毒还引发抑制免疫的Th2相关细胞因子IL-4、IL-10的升高，这或许是新型冠状病毒肺炎患者初期临床表现无SARS患者明显的原因，具体机制还有待深入研究。

（陈翠翠　周　建）

第二节
新型冠状病毒感染的流行病学特点

一、我国流行情况

我国首例新型冠状病毒肺炎病例发生在湖北省武汉市，发病时间是 2019 年 12 月，早期病例多数与武汉市华南海鲜市场有直接或间接联系，但后期病例大多来自人传人。武汉市是我国中部最大的城市之一，是重要的交通枢纽和工业中心，因此，新型冠状病毒在短时间内表现出明显的人际传播和跨地区传播的特点。此次新型冠状病毒肺炎于 2019 年末在我国湖北武汉地区首先暴发，后以武汉为中心扩散到周边地区，并逐渐在全国全面蔓延，截至 2020 年 3 月 3 日全国累计确诊 80303 例，累计死亡 2948 例，其中湖北省累计确诊病例 67217 例，占全国确诊病例的 83.7%。海外疫情情况，累计确诊 11974 例，累计死亡 184 例，其中韩国确诊病例超过 5000 例，全球共有 74 个国家和地区受疫情影响。

目前，湖北省疫情继续由城市向农村扩散，其他省市疫情由输入型向社区感染型转变。新型冠状病毒感染呈现出一些流行病学特征，但是，疫情发展与变化的情况仍然有许多不确定因素，同时，对湖北省以外的病例认识较少。

二、病毒潜伏期

与 SARS 病毒相比，新型冠状病毒感染后起病隐匿，潜伏期较长，且潜伏期内也具有传染性。据武汉市早期病例分析表明，新型冠状病毒肺炎潜伏期一般为3~7天，平均潜伏期为5.2天，95%的病例潜伏期在12.5天内，最长不超过14天。近日，钟南山院士团队对我国不同地区共1099例病例的分析表明，患者的中位潜伏期为4天（四分位距，2~7天）。

三、病毒传染力

早期新型冠状病毒肺炎病例多与华南海鲜市场有直接或间接联系，通过接触或环境暴露而感染，随后，人际传播出现并开始流行。以基本传染数（R_0）为例，R_0表示在没有外力作用下，在完全易感人群中一个感染者传染人数的预期平均值。R_0的数值越大，代表传染病的流行越难控制。通常，R_0大于1时，将会发生持续的人与人之间的传播，因此，防控目的的本质是将R_0控制在1以下。当前研究预计早期新型冠状病毒R_0值多在2.20~2.68之间，这意味着如果没有外力干预，每个患者平均将病毒感染给2.20~2.68个人，因此，需要重点监测新型冠状病毒持续性人传人的能力，重视可能发生的超级传播事件。

四、流行过程的三个基本环节

传染病在人群中的传播和流行必须同时具备三个基本环节：传染源、传播途径和易感人群。三个要素必须同时存在，传染病方可流行，缺一不可。

（一）传染源

1. **新型冠状病毒的来源** 武汉市新型冠状病毒肺炎早期确诊的41例病例，66%曾接触过华南海鲜市场。在33份华南海鲜市场环境样本（共585份）中检测并分离出新型冠状病毒，但是，早期亦存在无华南海鲜市场接触史的病例，确切的病毒来源尚待研究。新型冠状病毒基因组的分析研究表明，其与蝙蝠来源冠状病毒具有较高的相似性，高度提示新型冠状病毒的自然宿主可能是蝙蝠，其中间宿主可能是华南海鲜市场销售的野生动物。明确的病毒传播链仍待进一步研究。

2. **新型冠状病毒肺炎患者是主要传染源**　新型冠状病毒的传染源即体内存在新型冠状病毒，并能排出体外的人和动物。新型冠状病毒流行的主要传染源是感染新型冠状病毒的患者，潜伏期患者或无症状感染者也可能成为传染源。其中，潜伏期患者和无症状感染者没有明显症状，却可能具有传染性，流行病学意义重大。目前国内外已发现无症状的患者或病毒携带者造成聚集性传播的案例。

（二）传播途径

病毒由传染源排出后，入侵新易感者的过程，称为传播途径。新型冠状病毒以呼吸道为主要入侵门户，亦可通过结膜等黏膜入侵人体。根据国家卫生健康委员会发布的《新型冠状病毒肺炎诊疗方案（试行第七版）》，新型冠状病毒的传播途径主要是呼吸道飞沫传播和接触传播。经呼吸道飞沫传播是新型冠状病毒传播的主要途径，感染者咳嗽、打喷嚏和谈话时排出分泌物和飞沫，易感者吸入而感染，但飞沫在空气中的传播距离有限，并且2小时后，病毒的活性明显下降。但是有观点认为，新型冠状病毒亦可通过气溶胶传播，即飞沫混合在空气中，形成可在空气中长时间停留的气溶胶，被人体吸入后感染。气溶胶暴露风险较高的环境在医院内，在进行气管插管/拔管、胸外按压、气管镜检查、雾化治疗等操作时产生。此外，飞沫可以沉降在周围物体的表面，或通过间接接触，病毒经由眼睛、鼻腔和口腔黏膜进入人体。目前，有研究在感染者粪便及尿中分离到新型冠状病

18

毒，应注意粪便及尿对环境污染造成气溶胶或接触传播。

1. **飞沫传播** 研究显示，飞沫传播是新型冠状病毒的主要传播途径。飞沫一般指的是直径>5μm的含水颗粒（病原微生物可附着于飞沫上），并且飞沫可以通过一定的距离（一般是1m）进入易感人群的口腔、鼻腔和眼部等黏膜表面而致病。而且由于飞沫颗粒较大，不会长期悬浮在空中，易于沉积在物体表面，因此，新型冠状病毒可以通过间接接触传播。飞沫主要是人在咳嗽、打喷嚏或者说话时产生，在临床工作中，实施呼吸道侵入性或刺激性操作时，也可能产生飞沫，如吸痰、支气管镜检查、气管插管或给患者翻身拍背等操作时。

因此，为隔断飞沫传播，患者及易感人群都应该自觉佩戴口罩，与人交谈时尽可能保持1m以上的距离，不去人员密集的场所，注意室内经常通风。对于普通大众而言，飞沫溅入眼部黏膜造成感染的可能性较低，控制好交谈距离和戴好口罩是较为有效的防护手段，一般不推荐使用护目镜，但如有必要，也可以使用护目镜进行预防。此外，如果与疑似患者或者确诊患者有过密切接触史，应该自觉隔离14天，隔离期间如果有发热、咳嗽、呼吸困难等症状，或者原有呼吸道症状加重应及时上报并就医。临床医护人员，科学防护，按照所处工作场所以及是否会执行有暴露风险的操作来决定防护措施，戴好口罩，避免自身感染。只要人人做好预防工作，飞沫传播途径是完全可以控制和阻断的。

2. **接触传播** 接触传播指的是病原体通过媒介物接触感染易感人群，其可以分为直接接触传播和间接接触传播两种方式。而自2019年年底武汉暴发疫情以来，许多研究均表明，虽然经呼吸道飞沫传播是新型冠状病毒的主要传播途径，但接触传播也是新型冠状病毒的传播途径之一。

（1）直接接触传播：指病原体从传染源直接传播至易感者合适的侵入门户。而对于新型冠状病毒肺炎这类呼吸道传染类疾病而言，直接接触传播则指的是易感人群接触到患者的各种身体分泌物，如唾液、眼泪、尿液、呕吐物等分泌物、排泄物而感染。虽然目前尚无关于测定患者体液及排泄物中病毒浓度的实验研究，但是仍然建议大众避免接触患者的分泌物、排泄物，或者出于预防考虑，避免接触他人一切分泌物和排泄物。若不慎接触，要及时消毒处理。

除了使群众自觉阻断直接接触传播途径，还要突出强调长期处于暴露情况的医护人员直接接触传播可能性的预防阻断。首先，应该要对患者的各种排泄物及时进行无害化处理。其次，对患者及疑似感染者取样本和各种标本检测时，临床医护人员一定要严格遵守操作守则，做好自身防护工作，穿戴好头罩、防护服、护目镜和口罩，避免自身直接暴露于样本。尤其在此疫情攻坚时刻，医护人员不得已长期使用防护用具，从而造成皮肤、黏膜破损等器械相关压力性损伤，若不做好严密合理防护，将更加容易导致病毒感染。

（2）间接接触传播：指间接接触了被患者污染的物品所造成的传播。许多研究显示，新型冠状病毒存在间接接触传播。有研究表明，新型冠状病毒在门把手、电梯按钮等光滑物体表面上可存活数小时，如果温度（22～25℃）、湿度（40%～50%）等条件合适的情况下，甚至可存活数天。但是新型冠状病毒对紫外线和热敏感，56℃ 30分钟可将其杀灭，乙醚、75%酒精、含氯消毒剂、过氧乙酸和氯仿等脂溶剂均可有效灭活病毒，氯己定不能有效灭活病毒。

潜伏期患者或无症状感染者咳嗽、打喷嚏、说话等可能使得飞沫沉积在物体表面，在特定条件下存活数天，而易感人群的手或者其他部位接触这些污染的物品后，若不注意，再接触到口腔、鼻腔或眼部黏膜组织，则会导致感染。因此，一些公共物品如门把手、楼梯扶手、桌面、电梯按钮等附近应该粘贴提示告示，提醒人们间接接触的传播风险，并且对于这些公共物品进行定期消毒或者提供一次性消毒用具。对于个体，家中应具备必要的消毒剂，外出归来后，应该及时洗手消毒，未洗手消毒前不要用手揉眼睛、挖鼻孔。尤为要注意的是，在对手进行消毒时，不要遗忘对时常随身携带的手机同时消毒，避免预防措施的遗漏。若家中有隔离患者，应当避免直接用手接触其随身物品，并且进行必要的消毒措施。一定要勤洗手，及时消毒，完全隔绝病毒的间接传播可能。

个人习惯中手卫生是至关重要的措施，研究显示仅佩戴口罩而不注意手卫生，并不能降低病毒感染的概率。手卫生执行六步/七步洗手法，保证45～60秒的洗手时间。注意洗手时刻：接触患者前后、无菌操作前、接触患者体液后、接触患者床单位后。普通百姓需要了解，外出回家、饭前、排便前后、处理宠物粪便后均应该严格手卫生习惯。

（3）气溶胶传播：所谓气溶胶是指微粒均匀地分散于气体中形成的较为稳定的一个悬浮体系。对于具有致病作用的微生物而言，其可悬浮于空气中形成胶体体系，而易感人群如果接触或者吸入病原体产生的气溶胶（不同于飞沫，一般认为气溶胶颗粒<5μm）则可导致感染，这就是气溶胶传播。近来，有研究证明，新型冠状病毒存在气溶胶传播可能，医护也要做好必要的预防工作。

需要对新型冠状病毒气溶胶传播途径高度警惕和提防的主要是临床医护人员。医护人员在为患者进行气管插管、标本取样等操作时，要做好防护工作，避免暴露自身皮肤、黏膜，所有操作结束后要规范脱衣、脱口罩，不可麻痹大意。另外，此前有报道表明，未直接接触患者的临床检验人员也有数名感染的案例。这很可能表明，在进行患者血液等标本检测过程中，这些样本可能暴露于空气中形成了病毒气溶胶，检验人员在防护不当的情况下吸入或接触气溶胶而导致感染。因此，临床检验人员除了要严格做好自身防护工作，穿戴好防护服、口罩和护目镜外，也要注意一些可能产生气溶胶的操作，如抽取样本、离心时离心管破裂等。对于可能产生气溶胶的不当操作，在做好自身防护工作后，要及时进行处理，避免后续可能的感染。此外，特殊时期，检验人员一定要做好实验室清洁区、半污染区和污染区的三区分离工作。

对于非医疗人员而言，气溶胶传播是极为少见的传播方式。另外，有研究显示，新型冠状病毒确诊患者的粪便中可检测到病毒核酸，提示可能含有病毒，因此在患者排泄过程中，排泄物可能形成细小微粒，马桶冲水时，存在激扬这些微粒，通过呼吸道进行传播的可能（可能的气溶胶途径），因此对于处于医学观察中的居家自我隔离人群，最好能单独使用厕所，马桶冲洗时盖上马桶盖，冲洗后5～10分钟再打开马桶盖，并且定期对厕所进行消毒。有确诊或者疑似病例的各小区、乡村要注意下水道系统的污水消毒处理。

（4）粪-口传播：粪-口传播即病原体可通过粪便排出体外，造成周围环境、水源或者食物污染，从而可能进入易感人群消化道导致感染。目前尚无明确证据表明存在消化道传播方式，仍需进一步深入研究。但是，还是应当警惕此种传播途径，日常生活中要做到饭前、便前、便后洗手，不吃不洁的食物，不饮用被污染的水源，对餐具进行消毒，从而有效切断这一传播途径。

（5）母婴垂直传播：近来有报道表明，继多起儿童新型冠状病毒感染病例后，发现新生儿新型冠状病毒感染病例。2020年2月5日，华中科技大学同济医学院附属同济医院确诊了2例新生儿新型冠状病毒肺炎，最小的确诊者出生仅仅30小时。虽然目前尚无肯定证据证明新型冠状病毒存在母婴垂直传播途径，但垂直传播途径依旧有存在的可能性，需要引起高度重视。

因此，出于各方面的考虑，母亲确认为新型冠状病毒感染的新生儿应进行单独隔离观察14天，并且期间采取新生儿上呼吸道标本或者下呼吸道标本进行新型冠状病毒核酸检测。若检测结果为阳性，应及时为新生儿提供相应治疗。此外，由于目前尚未确认母乳中是否存在新型冠状病毒（即可能存在体液传播途径），故不推荐已确诊或疑似感染的患者母乳喂养新生儿，在明确排除新型冠状病毒感染或感染治愈后才可恢复母乳喂养。

（三）易感人群

对人类而言，新型冠状病毒是一种新的病原体，各年龄层人群对新型冠状病毒缺乏免疫力，普遍易感。青壮年感染后病情较轻，可仅表现为低热、乏力等症状；老年人及有基础疾病者感染后病情较重，甚至表现为重型或危重型，预后较差；儿童对新型冠状病毒易感，但症状相对较轻。

医护人员感染新型冠状病毒的风险较高，感染病例逐渐增多，可能的原因包括医务人员与患者接触的时间更长、距离更短、频率更高，早期防护措施不完备等。

五、密切接触者的概念及判定标准

（一）密切接触者的概念

密切接触者是指与疑似病例、确诊病例发病后，或无症状感染者检测阳性后，有如下接触情形之一，但未采取有效防护者。

（1）共同居住、学习、工作，或其他有密切接触的人员，如近距离工作或共用同一教室或在同一所房屋中生活。

（2）诊疗、护理、探视患者的医护人员、家属或其他有类似近距离接触的人员，如到密闭环境中探视患者或停留，同病室的其他患者及其陪护人员。

（3）乘坐同一交通工具并有近距离接触人员，包括在交通工具上护理病例的人员、同行人员（家人、同事、朋友等），或经调查评估后发现有可能近距离接触病例（疑似病例、确诊病例）和感染者（轻症病例、无症状感染者）的其他乘客和乘务人员。

（4）现场调查人员调查后经评估认为符合其他与密切接触者接触的人员。

如与病例接触期间，患者有高热、打喷嚏、咳嗽、呕吐等剧烈症状，不论时间长短，均应作为密切接触者。

（二）不同交通工具密切接触者判定标准

1. 飞机

（1）一般情况下，民用航空器舱内病例座位的同排和前后各三排座位的全部旅客，以及在上述区域内提供客舱服务的乘务人员作为密切接触者。其他同航班乘客作为一般接触者。

（2）乘坐未配备高效微粒过滤装置的民用航空器的舱内所有人员。

（3）其他已知与病例有密切接触的人员。

2. 铁路旅客列车

（1）乘坐全封闭空调列车，病例所在硬座、硬卧车厢或软卧同包厢的全部乘客和乘务人员。

（2）乘坐非全封闭的普通列车，病例同间软卧包厢内，或同节硬座（硬卧）车厢内同格及前后邻格的旅客，以及为该区域服务的乘务人员。

（3）其他已知与病例有密切接触的人员。

3. **汽车**

（1）乘坐全密封空调客车时，与病例同乘一辆汽车的所有人。

（2）乘坐通风的普通客车时，与病例同车前后3排座位的乘客和驾乘人员。

（3）其他已知与病例有密切接触的人员。

4. **轮船**　与病例同一舱室内的全部人员和为该舱室提供服务的乘务人员。

六、流行特征

（一）地理分布

新型冠状病毒首先暴发于人口稠密、"九省通衢"的武汉市。武汉市作为公路、铁路和水路运输的交通要塞，拥有四通八达的火车站、机场和深水港，新型冠状病毒借由多种交通工具实现跨市、跨省甚至跨国传播，形成以武汉为中心，以人口流动迅速的省份为次高发地区的辐射状传播。目前，湖北省累计确诊病例67217例，占全国确诊病例的83.7%，其他确诊病例较多的省份多为人口密集且流动迅速的地区，依次为广东省、河南省、浙江省和湖南省等。

（二）时间分布

自2019年12月首例新型冠状病毒肺炎患者发病以来，病毒已实现人与人之间的快速传播，在武汉市呈现暴发态势，并向周边城市扩散。春运高峰增加人群密切接触的机会，加速病毒的传播。冬季是流感等呼吸道病毒感染的高发季节，也增加了新型冠状病毒确诊的难度，同时，流感患者到发热门诊就医，易与新型冠状病毒感染者密切接触，无形中增加了感染新型冠状病毒的风险。

（三）人群分布

目前，我国新型冠状病毒肺炎确诊病例的最大年龄为97岁，最小年龄为出生30小时，后者可能是与感染母亲密切接触所致。多项研究均表明，发病人群主要集中在中老年人，以男性居多。武汉市早期确诊新型冠状病毒感染的425例肺炎患者的年龄中位年龄为59岁，男性占56%，这可能与性激素及不同性别的暴露风险有关。对武汉市早期病例的研究表明，近一半的早期新型冠状病毒肺炎患者具有一种或多种基础疾病，如高血压、糖尿病、心血管疾病和恶性肿瘤等；26.1%的病例因多器官功能障碍转入重症监护室，与未接受重症监护的患者相比，入住重症监护室的患者年龄明显更大，更有可能患有潜在的并发症，且病死率更高；医护人员感染比例占29%。

有研究表示，武汉市输入北京市的病例更年轻化，这可能与流动人口的年龄有关。钟南山院士团队对我国不同地区的1099例病例进行分析，结果表明，确诊患者的中位年龄为47岁，男性占58.1%；23.7%的确诊患者患有至少一种基础疾病；1.9%的患者与野生动物有直接接触；在非武汉居民中，31.3%的患者曾到过武汉，72.3%的患者是与武汉居民接触后确诊感染新型冠状病毒的，这也证实了人传人是目前的主要感染形式。以上证据提示，中老年男性和医护人员是新型冠状病毒感染的高危人群。儿童发病较少的原因可能是与成年人相比，儿童接触传染源的机会更少。

（四）聚集性

2020 年 1 月 1 日前确诊的 41 例新型冠状病毒肺炎病例中，66%的患者曾接触过武汉市华南海鲜市场，多为市场经营户及住户。随后 21 天内武汉市的确诊病例中，只有 8.6%的患者与华南海鲜市场存在联系，提示病毒的流行已经进入人传人阶段，二代、三代病例将不断增多。由于新型冠状病毒主要通过呼吸道飞沫传播，因此日常密切接触导致的家庭聚集性传播不断增多。此外，院内感染的病例逐渐增多，约占 41%，其中，医务人员占 29%。患者处于潜伏期，早期症状不典型，防护未到位以及气管插管、吸痰等高危操作造成以医务人员为主的医院聚集性传播。目前已发现有社区感染的情况，但暂未发现社区局部暴发的证据。

七、影响流行的因素

（一）自然因素

根据 SARS 的经验，新型冠状病毒发病率极有可能也与平均气压呈正相关，与平均气温呈负相关。冬季气压高、温度低、空气尘埃较多、室内通风不畅，均利于新型冠状病毒存活和传播。

（二）社会因素

武汉市人口密集，人员流动迅速，交通发达。疫情在武汉产生后，极易在人群中扩散并远距离传播。同时，我国春运是世界上规模最大的人口大迁徙，武汉疫情暴发在春运高峰期，加速了疫情在全国的扩散。此外，早期缺乏对新型冠状病毒的认识，防控不及时，防控资源不足等问题也加剧了传染病的流行。

（周　建　毕　晶）

C第二章
HAPTER 2

新型冠状病毒感染的临床表现与诊断

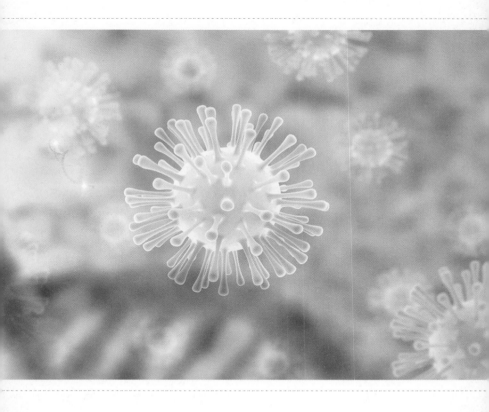

第一节
新型冠状病毒感染的临床表现与辅助检查

一、临床表现

（一）潜伏期

目前的流行病学调查显示，新型冠状病毒感染的潜伏期为1～14天，多为3～7天。

（二）主要症状

以发热、肌肉酸痛或乏力、干咳为主要表现。少数患者伴有鼻塞、流涕、咽痛、肌痛和腹泻等症状。超过一半的患者可出现呼吸困难。轻型患者仅表现为低热、轻微乏力等，无肺炎表现。普通型患者则有肺炎影像学表现。轻型和普通型患者需严密监测其病情变化，部分患者会进展为重症患者。重症患者多在发病1周后出现呼吸困难和/或低氧血症，严重者快速出现急性呼吸窘迫综合征、脓毒症休克、难以纠正的代谢性酸中毒和凝血功能障碍及多器官功能衰竭等。少数重症、危重症患者病程中可为中低热，甚至无明显发热。

二、辅助检查

（一）实验室检查

1. **常规化验检查**　发病早期外周血白细胞总数正常或减少，淋巴细胞计数减少。淋巴细胞减少程度与患者病情严重程度相关，重症患者外周血淋巴细胞呈进行性减少，轻症患者淋巴细胞减少不显著。部分患者可出现丙氨酸转氨酶（ALT，又称谷丙转氨酶）和天门冬氨酸转氨酶（AST，又称谷草转氨酶）、乳酸脱氢酶（LDH）、肌酸激酶（CK）和肌红蛋白（MYO）升高。多数患者C反应蛋白（CRP）和血沉升高，降钙素原正常。重症患者D-二聚体升高。重型、危重型患者常有炎症因子升高。

2. **病原学检查** 在鼻咽拭子、痰、下呼吸道分泌物、血液、粪便等标本中可检测出新型冠状病毒核酸。目前研究发现能够从患者鼻咽拭子、痰、下呼吸道分泌物、粪便标本中分离出活病毒，但血液标本中是否能够分离出病毒颗粒有待进一步研究。血清学检查：新型冠状病毒特异性IgM抗体多在发病3~5天后开始出现阳性，IgG抗体滴度恢复期较急性期有4倍及以上增高。需要充分甄别检测试剂盒对患者诊断的影响，严格把握送检指征。

（二）影像学检查

胸部CT早期呈现多发小斑片影及间质改变，多双肺受累，以肺外带明显。逐渐发展为双肺多发磨玻璃影、浸润影，严重者可出现肺实变影，胸腔积液少见（图2-1-1，A~B）。疾病后期的胸部CT图像显示双肺磨玻璃样密度影，而实变影已被吸收（图2-1-1，C中第2~4张图）。

A组图：40岁男性患者发病后15天的胸部CT横断面影像，表现为双侧多发小叶和亚段实变影。

B组图：53岁女性患者发病后8天的胸部CT横断面影像，表现为双肺磨玻璃密度影和亚段实变影。

C组图：B组图中53岁女性患者发病后12天胸部CT表现为双肺磨玻璃密度影。

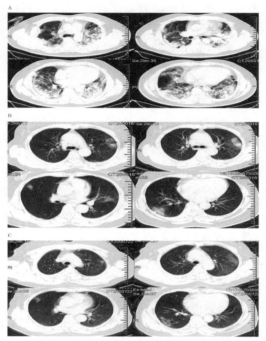

图2-1-1　新型冠状病毒肺炎患者胸部CT特征
注：图片出自Lancet S0140-6736（0120）30183-30185。

（李　辉）

第二节
新型冠状病毒感染的早期识别与诊断

本节内容依据《新型冠状病毒肺炎诊疗方案（试行第七版）》编写，并结合前六版国家方案进行对比，包括疑似病例、确诊病例及临床分型，其中疑似病例、确诊病例部分不同于第五版，取消了按照湖北省以外省份、湖北省进行分类。

第一版将病例定义为"观察病例"和"确诊病例"。

由于越来越多的病例和华南海鲜市场无关，第二版的流行病学史强调"发病前2周内有武汉市旅行史"，将观察病例改为"疑似病例"，有"发病前2周内有武汉市旅行史"加病毒性肺炎表现即可考虑为疑似病例，剔除"3天抗菌治疗无效"，增强了早期发现病例的敏感性。同时强调实时荧光RT-PCR核酸检测阳性即可确诊。

第五版病例定义根据湖北省和湖北省以外其他省份区分对待。湖北省以外其他省份仍然分为"疑似病例"和"确诊病例"两类，而湖北省则增加了"临床诊断病例"分类，即有新型冠状病毒肺炎影像学表现即为临床诊断病例，而疑似病例标准进一步放宽，只有具备"发热或呼吸道症状"和"发病早期白细胞总数正常或减少，或淋巴细胞计数减少"，便纳入疑似病例。

第六版诊断标准取消湖北省和湖北省以外其他省份的区别，统一分为"疑似病例"和"确诊病例"两类。

第七版试行方案中对聚集性发病的概念进行详细描述，是指2周内在小范围，如家庭、办公室、学校班级等场所，出现2例及以上发热和/或呼吸道症状的病例。着重对发病时间、发病范围和发病数量进行描述。

一、疑似病例及确诊病例

（一）疑似病例

结合下述流行病学史和临床表现综合分析。

1. 流行病学史

（1）发病前14天内有武汉市及周边地区，或其他有病例报告社区的旅行史或居住史。

（2）发病前14天内与新型冠状病毒感染者（核酸检测阳性者）有接触史。

（3）发病前14天内曾接触过来自武汉市及周边地区，或来自有病例报告社区的发热或有呼吸道症状的患者。

（4）聚集性发病：是指2周内在小范围，如家庭、办公室、学校班级等场所，出现2例及以上发热和/或呼吸道症状的病例。

2. 临床表现

（1）发热和/或呼吸道症状。

（2）具有上述肺炎影像学特征（主要是指病毒性肺炎影像学改变）。

（3）发病早期白细胞总数正常或减少，或淋巴细胞计数减少。

有流行病学史中的任何一条，且符合临床表现中任意2条。无明确流行病学史的，符合临床表现中的3条。

（二）确诊病例

疑似病例，具备以下病原学证据之一者为确诊病例。

1. 呼吸道标本、血液标本或其他体液标本实时荧光RT-PCR检测新型冠状病毒核酸阳性。

2. 呼吸道标本、血液标本或其他体液标本病毒基因测序，与已知的新型冠状病毒高度同源。

3. 血清新型冠状病毒特异性 IgM 抗体和 IgG 抗体阳性；血清新型冠状病毒特异性 IgG 抗体由阴性转为阳性或恢复期较急性期 4 倍及以上升高。

对第七版增加血清抗体作为诊断依据进行解读，该种方法受患者发病时间、试剂盒检测方法与质量控制等多方面因素的影响。需要理性看待该实验方法对新冠病毒感染疾病的临床价值。目前已有文献显示，血清特异性 IgM 抗体胶体金法敏感度为 70% ~ 80%，特异度为 95% ~ 99%；IgG 抗体胶体金法敏感度超过 70%，特异度接近 99%。联合检测可能会升高敏感度。上述方法可作为现有 2019-nCoV 核酸检测方法的补充手段。

二、临床分型

从第二版开始，病例分型中加入"重型"定义，危重型定义保持不变。第四版增加"普通型"，重型定义有微调（将"肺部影像学显示多叶病变或 48 小时内病灶进展 >50% 和合并需住院治疗的其他临床情况"均删除）。自第五版增加"轻型"定义，即临床症状轻微，影像学检查未见肺炎表现。

第六版针对"动脉血氧分压（PaO_2）／吸氧浓度（FiO_2）≤ 300mmHg（1mmHg＝0.133kPa）"内容增加了"高海拔（海拔超过 1000m）地区应根据以下公式对 PaO_2/FiO_2 进行校正：$PaO_2/FiO_2 \times$［大气压（mmHg）／760］"，关于重型病例，将"肺部影像学显示 24 ~ 48 小时内病灶明显进展 >50% 者"按重型管理。

第七版新增"儿童重型"的定义。

（一）轻型

临床症状轻微，影像学未见肺炎表现。

（二）普通型

具有发热、呼吸道症状等临床表现，影像学可见肺炎表现。

（三）重型

成人符合下列任何一条者即为重型。

1. 呼吸窘迫，RR≥30次/分。

2. 静息状态下，指氧饱和度≤93%。

3. 动脉血氧分压（PaO$_2$）/吸氧浓度（FiO$_2$）≤ 300mmHg（1mmHg=0.133kPa）。高海拔（海拔超过1000m）地区应根据以下公式对PaO$_2$/FiO$_2$进行校正：PaO$_2$/FiO$_2$×[大气压（mmHg）/ 760]。

4. 肺部影像学显示24～48小时内病灶明显进展>50%者。

儿童符合下列任何一条者即为重型。

1. 出现气促（<2月龄，RR≥60次/分；2～12月龄，RR≥50次/分；1～5岁，RR≥40次/分；>5岁，RR≥30次/分），除外发热和哭闹的影响。

2. 静息状态下，指氧饱和度≤92%。

3. 辅助呼吸（呻吟、鼻翼煽动、三凹征），发绀，间歇性呼吸暂停。

4. 出现嗜睡、惊厥。

5. 拒绝进食或喂养困难，有脱水征。

儿童患者的病情评估必须在儿科专科医师指导下进行。

（四）危重型

符合以下情况之一者即为危重型。

1. 出现呼吸衰竭，且需要机械通气。

2. 出现休克。

3. 合并其他器官功能衰竭，需收入重症监护病房（ICU）监护治疗。

三、重型、危重型临床预警指标

《新型冠状病毒肺炎诊疗方案（试行第七版）》增加此部分内容，这是因为观察到部分新冠肺炎患者疾病治疗过程中病情有进展，从轻型转为重型或危重型。因此，对上述患者病情进行分析整理，总结出出现病情加重的危险因素如下。

（一）成人

1. 外周血淋巴细胞进行性减少。

2. 外周血炎症因子如 IL-6、C 反应蛋白进行性升高。

3. 乳酸进行性升高。

4. 肺内病变在短期内迅速进展。

（二）儿童

1. 呼吸频率增快。

2. 精神反应差、嗜睡。

3. 乳酸进行性升高。

4. 影像学显示双侧或多肺叶浸润、胸腔积液或短期内病变快速进展。

5. 3 月龄以下的婴儿或有基础病（先天性心脏病、支气管肺发育不良、呼吸道畸形、异常血红蛋白、重度营养不良等），有免疫缺陷或低下（长期使用免疫抑制剂）。

（李海波）

第三节
新型冠状病毒感染的鉴别诊断

社区获得性肺炎（community acquired pneumonia, CAP）是在院外由细菌、病毒、衣原体和支原体等多种微生物所引起的下呼吸道感染。社区获得性肺炎的诊疗中经常会遇到两大难点。

第一，需要鉴别社区获得性肺炎到底是感染性疾病还是非感染性疾病累及肺部。临床上很多非感染性疾病，如结缔组织病相关肺部损伤或血液系统疾病肺部受累（如皮肌炎、淋巴瘤肺部受累），可仅因患者发热或肺部浸润影而收治在呼吸科。

第二，临床上对于肺炎患者最大的诊疗难点是判断导致肺炎的病原体是什么。从很多多中心研究中发现，能够明确病原学的肺炎不足20%，能做到清楚了解病原学类型对于临床医生来讲是非常大的挑战。所以临床中需要学会经验性推断病原体，至少大原则不会偏差。

引起社区获得性肺炎的病原体有很多，包括病毒、细菌、支原体、衣原体、军团菌等。其中呼吸道病毒在CAP中起着重要作用，我国免疫功能正常成人中病毒性CAP发病率为30%～40%，且存在一定的人群聚集性，如存在流行病学接触史应引起高度重视，并进行充分鉴别。

CAP诊断参考《中国成人社区获得性肺炎诊断和治疗指南（2016年版）》，首先需要对CAP的病原学进行倾向性鉴别（表2-3-1）。早期识别病毒性肺炎，应重视对患者流行病学史的询问，特别是疫区旅行史或居住史、类似患者接触史、野生动物接触史等。随后进行病情严重程度的评估，并完善病原微生物的诊断性检查，特别关注群体聚集性发病或存在潜在传播风险的重要微生物（如流感病毒、高致病性禽流感病毒、冠状病毒、生物恐怖病原体及其他新发病原体等）。

表 2-3-1 常见社区获得性肺炎的病原学倾向性鉴别

肺炎类型	发病人群	流行病学史	典型临床特征	常见实验室检查	典型影像学特征（胸部CT）
细菌性肺炎	无特殊，老年人或儿童居多	通常没有	高热，寒战，咳脓痰、褐色痰或血痰	外周血白细胞计数增多，其他感染标志物如C反应蛋白升高	呈现叶段分布的实变改变
支原体、衣原体肺炎	青少年居多，老年人少见	通常没有	以发热、干咳为主	外周血白细胞计数大多正常	呈现小叶中心结节、树芽征、磨玻璃样改变及支气管管壁增厚改变
军团菌肺炎	多有基础疾病的老年人	接触被污染的空调或空调冷却塔及被污染的饮用水、温泉洗浴、园艺工作等，特别是有军团菌病源地旅游史	发热，常伴有意识改变、腹泻、肾功能损害、低钠血症等并发症	外周血白细胞计数可以增多，低钠血症等	缺乏特征性表现，类似其他细菌性肺炎，但影像学存在延迟吸收的现象

续表

肺炎类型	发病人群	流行病学史	典型临床特征	常见实验室检查	典型影像学特征（胸部CT）
病毒性肺炎	无特殊	需要特别关注	上呼吸道感染症状（咽痛、卡他症状等）、肌肉酸痛、呼吸困难等	早期外周血白细胞计数正常或减少，淋巴细胞计数减少，C反应蛋白可以升高，降钙素原多数正常	双侧、多叶间质性渗出，以磨玻璃影为主

　　因病毒性肺炎影像学常表现为双肺、多叶间质性肺浸润，特别是磨玻璃样改变，故疾病发展过程中可能需要鉴别其他以间质性改变为特点的非感染性肺部疾病，如肺泡性肺水肿、血管炎、皮肌炎肺脏受累、机化性肺炎等。结合充分的病史采集，尤其是发病过程中流行病学暴露史，详细的全身各系统的体格检查及必要的辅助检查可有助于鉴别。

　　不同类型的病毒性肺炎临床表现相似，包括高热、寒战、干咳、呼吸困难等。影像学表现无特异性，但胸部CT显示异常征象多于胸片，早期呈现双侧多发磨玻璃样病灶，累及肺周围区域，随着病程进展，因合并细菌或真菌感染，或发生呼吸窘迫综合征（ARDS）等可能会出现肺实变及胸腔积液改变。高传染性、进展速度快、存在群体发病特点的病毒性肺炎需要通过病原学方法来鉴别。不同类型的病毒性肺炎的鉴别思路见表2-3-2。

表2-3-2 不同类型的病毒性肺炎的鉴别思路

病毒性肺炎类型	流行病学特点	临床特征	影像学特征（胸部CT）	传染病分类
季节性流感病毒肺炎（甲型、乙型）	流行季节北方为11月至次年2月，南方另一个高峰为5～8月。人群普遍易感，高危人群包括老年人、年幼儿童、孕产妇或有慢性基础疾病者（不包括高血压）	发病早期流感样症状，部分患者可进展出现呼吸困难、咯血等	合并肺炎者表现为双肺磨玻璃样或斑片状浸润影，可伴有实变	丙类传染病
人感染禽流感（H7N9、H5N1、H10N8等）	与不明原因死禽、活禽市场及其污染的物品、环境接触	与流感病毒肺炎相似，重症病例更为多见	与季节性流感病毒肺炎相似	乙类传染病
腺病毒肺炎	流行季节为每年的2～5月，可见于无基础疾病的青壮年，可通过飞沫传播	与其他呼吸道病毒肺炎类似，可有腹泻等消化道症状	重症病例可表现为肺部实变，伴有磨玻璃和斑片影，可为单侧或双侧，多叶病变	—
呼吸道合胞病毒肺炎	全年均可发生，北半球高峰在冬季，是引起儿童、婴幼儿、老年人、免疫缺陷成人下呼吸道感染的重要病原体	与其他病毒性肺炎类似	特征性表现为结节影、树芽征伴支气管管壁增厚	—
严重急性呼吸综合征（SARS）	2002年11月首发于我国，人群普遍易感，蝙蝠为宿主	以发热、寒战、干咳为主，外周血白细胞、淋巴细胞、血小板计数减少，乳酸脱氢酶升高	双侧胸膜下和基底部肺表现为磨玻璃影	乙类传染病，采取甲类传染病的预防、控制措施

续表

病毒性肺炎类型	流行病学特点	临床特征	影像学特征（胸部CT）	传染病分类
中东呼吸综合征(MERS)	2012年4月首发于约旦、沙特等疫区，需要注意相应疫区工作或旅游史，或确诊病例密切接触史	发热、寒战、咳嗽、气短，胃肠道表现常见，可有急性肾损伤	类似严重急性呼吸综合征（SARS）	—
新型冠状病毒肺炎(COVID-19)	2020年1月暴发于我国湖北武汉，具有明确人传人特点，传染源主要为确诊患者或潜伏期无症状感染者	发热、乏力、咳嗽；重症患者1周左右进展为呼吸衰竭	早期呈现多发小斑片影及间质改变，以肺外带明显。进而发展为双肺多发磨玻璃影、浸润影，严重者可出现肺实变，胸腔积液少见	乙类传染病，采取甲类传染病的预防、控制措施

一、普通感冒（common cold）

普通感冒可由鼻病毒、副流感病毒、呼吸道合胞病毒、埃可病毒、柯萨奇病毒、冠状病毒、腺病毒等病毒感染引起。人类冠状病毒是引起呼吸道感染的重要病原体。高致病性病毒，如SARS-CoV、MERS-CoV，以及2019-nCoV均可引起严重的呼吸综合征。其他4种冠状病毒（HCoV-OC43、HCoV-229E、HCoV-NL63、HCoV-HKU1）可导致轻度上呼吸道感染，即普通感冒。普通感冒主要表现为低热、咳嗽、咽痛、流涕、打喷嚏等卡他样症状，无季节性特点，人群普遍易感，较少会引起下呼吸道感染，一般具有自限性，3~7天可好转。无明确特效药物，部分药物可对症改善症状。

二、流行性感冒（influenza，简称流感）

流行性感冒是由流感病毒引起的严重呼吸道感染，流感病毒属正黏病毒科，根据抗原差异和病毒基因组的进化分析将流感病毒分为甲（A）、乙（B）、丙（C）、丁（D）4个型。根据表面糖蛋白血凝素（hemagglutinin，HA）和神经氨酸酶（neuraminidase，NA）的特征进一步分为不同亚型。流感病毒主要通过打喷嚏、咳嗽和说话产生的飞沫实现从人到人的传播，直接或间接（污染物）接触污染的分泌物和小颗粒气溶胶已被注意到是另一个潜在的传播途径，流感病毒这些不同传播途径的相对重要性，尚未确定。对于禽流感病毒引起的人类感染，直接接触受感染的禽类是最常见的传播因素，直接接种到咽喉或胃肠道可能会导致感染。

甲型和乙型流感病毒感染的典型症状是发热、咳嗽、上呼吸道症状（如咽痛、流鼻涕、鼻塞）和全身症状（如头痛、肌肉酸痛、萎靡不振），上述症状称为"流感样症状"。2018年美国感染病协会《季节性流感的诊断，治疗预防性用药以及暴发的管理指南》及我国《流行性感冒诊疗方案（2019版）》认为流感的潜伏期为1~7天，多为2~4天。发热一般持续3~5天，但干咳和不适可能持续数周。并发症包括儿童中耳炎、鼻窦炎、病毒性肺炎、继发细菌性肺炎、心脏或肺部基础性疾病加重、肌炎（包括横纹肌溶解）、神经系统问题（癫痫发作、急性脑炎及感染后脑病）、瑞氏综合征（与阿司匹林的使用有关）、心肌炎、心包炎，甚至死亡。相比之下，丙型流感病毒仅引起轻度呼吸系统症状，临床上与普通感冒不能区分。

禽流感病毒会引起更为严重的呼吸系统症状，下呼吸道症状更为多见，有的患者没有上呼吸道症状；部分患者发生胃肠道症状（水样腹泻、呕吐、腹痛）；可能发生急性脑炎。H5N1病毒感染会导致较高的病死率（约60%），大多数患者死于进展性肺炎。尽管H7N9病毒感染的严重程度总体低于H5N1病毒，但死亡率仍至少为30%。

目前治疗流感病毒感染的药物包括扎那米韦、奥司他韦和帕拉米韦，是神经氨酸酶抑制剂，对甲型和乙型流感病毒均有抗病毒活性。免疫功能低下患者抗病毒治疗后可能出现具有明显临床意义的耐药性。应在症状开始出现的2天内使用抗病毒药物才有明显的治疗效果，但是病毒阳性的住院患者可在任何时间开始用药。上述药物也被用于预防流感，但每年接种三价或四价流感疫苗是预防流感的主要手段。金刚烷胺和金刚乙胺是M2离子通道阻断药，金刚烷类化合物对乙型流感病毒无作用，而目前流行的甲型流感病毒对其产生了耐药性，因此其不能作为流感病毒的临床治疗药物。

三、其他病毒性肺炎

2015年在*The New England Journal of Medicine*发表的美国多中心有关成人社区获得性肺炎的调查发现，美国成人住院CAP患者病毒检出率为23%。同时期的调查发现，欧洲成人住院CAP患者病毒检出率为27%，发表在*Journal of Clinical Virology*杂志上。2010～2012年的我国多中心研究首次揭示了我国病毒性肺炎占CAP的27.5%。美国、欧洲和我国的CAP患者的病毒谱较为相似，非流感病毒性肺炎占病毒性肺炎的60%～78%。流感病毒性肺炎在欧洲和我国的成人病毒性肺炎中占第一位，但是美国的调查发现鼻病毒肺炎的比例高于流感病毒肺炎，由于对检验出鼻病毒的临床意义存在一定争议，所以目前公认的在所有成人呼吸道病毒感染中，流感病毒是第一位的，鼻病毒、副流感病毒、腺病毒、呼吸道合胞病毒（RSV）、人偏肺病毒、人冠状病毒常见。每一种病毒主要的受累人群不同，所以需要仔细分析。

2015～2019年曹彬团队通过我国进行的全国多中心前瞻性研究（中国肺炎研究平台）显示病毒性肺炎约占CAP的39%，研究首次提出免疫正常成人非流感病毒性肺炎病情严重程度及预后与流感病毒性肺炎一致，论文发表在*European Respiratory Journal*杂志上。同时，一项研究首次针对继发于CAP的单纯病毒性脓毒症（pure viral sepsis）的预后及临床特点进行了分析。尽管肺炎研究领域专家Daniel Musher对其同事所提概念中"单纯"一词有所异议，但不可否认世界范围内对于病毒性肺炎的关注度在逐渐上升。非流感病毒肺炎研究主要集中于对儿童及老年患者呼吸道合胞病毒感染的研究，有研究发现不同基因型RSV所致婴儿呼吸道感染病情严重程度不同，或可增加患儿哮喘的发生风险，在感染初期鼻咽部高病毒载量而后快速下降往往提示预后更好，而老年RSV感染住院患者出现肺炎及死亡的比例甚至高于流感病毒感染。此外，病毒感染对发生其他疾病的影响亦得到诸多关注，如巨细胞病毒感染后持续的慢性炎症反应是造成囊性纤维化患者病情进展加快的重要因素；上呼吸道感染本身并不引起慢性阻塞性肺疾病（COPD）急性加重，但3型副流感病毒所致上呼吸道感染与急性加重期慢性阻塞性肺疾病（AECOPD）相关；儿童第一次严重RSV感染时间若发生在出生6个月后，后期发生重症哮喘的风险则明显升高。

腺病毒是重症CAP的重要病原体。我国的成人呼吸科医生，对于非流感病毒的研究和认识首先来自于对成人腺病毒肺炎的研究。

笔者最早诊断腺病毒肺炎是在2008年去河北省张家口地区会诊的时候，一家三口都出现了呼吸道感染的症状，包括3岁的孩子、孩子的爸爸和妈妈。孩子的爸爸病情最严重，肥胖是他的危险因素（体重>100kg）；孩子是支气管肺炎，很快治愈；孩子的妈妈只有上呼吸道症状，没有肺炎。但是孩子的爸爸出现了严重的呼吸衰竭，氧合指数不到100mmHg（正常400～500mmHg）。这是我们确诊的第一例由腺病毒引起的一个家庭内的暴发，其中病情有轻有重，孩子是轻症肺炎，妈妈只是上呼吸道感染，而爸爸是危及生命的重症腺病毒肺炎（经抢救、治疗后存活）。

从此以后，笔者就开始关注免疫功能正常的成人腺病毒肺炎。经过多年调查，我们发现成人的腺病毒肺炎的血清流行病学和儿童不同，儿童的腺病毒主要是3型和7型，但是在成人腺病毒肺炎中，最主要的是腺病毒55型感染所致肺炎。最近在全国各地流行的成人腺病毒肺炎，主要也是腺病毒55型感染所致，而且这种肺炎可以引起重症肺炎和ARDS、严重呼吸衰竭，最后造成患者死亡。我们最近和湖南省湘潭市某医院的呼吸科医生进行交流发现，由于诊断技术的进步，包括Real-Time PCR（RT-PCR）及二代测序的方法的应用，使得对腺病毒肺炎的诊断率明显提高，他们一家医院在上半年收治的重症腺病毒肺炎就达到了30多例，而他们检测出来主要的成人腺病毒肺炎也是腺病毒55型感染所致，特别是插管上呼吸机的腺病毒肺炎。这与北方地区（如北京、天津、山东等地）发现的成人腺病毒肺炎的流行病学谱较为一致。

比较奇怪的是，腺病毒肺炎和流感病毒肺炎不同，流感病毒肺炎主要是双肺弥漫的磨玻璃影，但是腺病毒肺炎最大的影像学特点是肺实变，表现为大叶性肺炎。腺病毒肺炎的大叶性肺炎和肺炎链球菌肺炎的大叶性肺炎也完全不同，腺病毒肺炎的外周血白细胞计数正常或减少，所以，如果患者高热、寒战，有脓毒症的表现，貌似大叶性肺炎，但是如果看到白细胞特别低，就一定要考虑到腺病毒肺炎的可能，尤其是在流感流行季节后。

偏肺病毒的关注度相对较少。2018 年 *Journal of Investigative Dermatology* 杂志报道了免疫功能正常的偏肺病毒感染成人 105 人，49% 患者出现肺炎，肺炎患者发生呼吸衰竭的比例为 31%，影像学多表现为双侧中/下肺散在的小叶性渗出伴气管壁增厚。因此，对于临床上的重症肺炎患者，我们不能仅仅把目光局限在细菌感染、真菌感染或者非典型病原体感染上，也要将我们的视野扩展到病毒性肺炎上。

四、肺炎支原体肺炎、肺炎衣原体肺炎

肺炎支原体肺炎、肺炎衣原体肺炎为主要因感染肺炎支原体、衣原体而引起的下呼吸道感染，具有家庭聚集性。儿童、青年人等是发病的常见人群，以免疫缺陷、营养不良儿童为常见。

大多数支原体肺炎患者表现为发热、干咳，多为刺激性干咳，少数会引起胸痛。多数患者预后较好，但重症支原体肺炎被称为"暴发性肺炎"，提示合并呼吸衰竭、心肌损伤等。

衣原体肺炎表现类似于支原体肺炎，大多预后良好。少数因鹦鹉热衣原体感染引起的重症肺炎需要警惕，典型临床表现为高热、恶寒、头痛、肌痛、咳嗽和肺部浸润性病变等特征。一般症状颇似感冒或呼吸道感染，但多见发生肺炎，易于误诊。含鹦鹉热衣原体的分泌物、排泄物、羽毛及尘埃等可污染环境。禽类及其养殖场、宰杀车间、羽绒加工厂、家禽和鸟类市场或其集散点、转运场地或

运输工具乃至信鸽调教基地等均可能成为传染场所。带菌或发病的鸟类、家禽、野生水鸟、外观健康但排菌的鹦鹉、金丝雀等观赏鸟类是重要的传染源。

治疗药物多选择大环内酯类、四环素类、呼吸喹诺酮类等。

五、细菌性肺炎

细菌性肺炎患者常表现为高热，寒战，咳脓痰、褐色痰或血痰。外周血白细胞计数增多，其他感染标志物如C反应蛋白升高，降钙素原等升高。胸部影像学呈现叶段分布的实变改变。不同细菌性肺炎表现略有不同。我国流行病学调查显示常见细菌性肺炎包括肺炎链球菌肺炎、流感嗜血杆菌肺炎、卡他莫拉菌肺炎、肺炎克雷伯菌肺炎等，金黄色葡萄球菌肺炎，尤其是甲氧西林耐药的金黄色葡萄球菌所致肺炎较为少见。

六、急性间质性肺炎

急性间质性肺炎（AIP）是一种严重的、病因不明的急性疾病，通常发生于以往健康患者，组织学表现为弥漫性肺泡损伤。急性间质性肺炎的临床、影像学和病理学表现与急性呼吸窘迫综合征完全相同。该病临床罕见，无性别差异，平均发病年龄为50~60岁。临床表现的前驱症状有上呼吸道病毒感染症状，如发热、寒战、肌肉酸痛及关节炎，随后出现干咳和急进性呼吸困难。在明确诊断之前，约2/3的患者症状持续<1周，1/3的患者症状可持续60天。

病理学改变为弥漫性肺泡损伤，急性渗出期表现为水肿、透明膜形成、急性间质性炎症和肺泡出血。机化期表现为疏松的机化纤维和Ⅱ型肺泡细胞增生。发病2周后因广泛性肺结构重塑而进展到慢性纤维化期，重度肺纤维化患者出现蜂窝肺，偶尔会发展为纤维化。

胸部高分辨率CT（HRCT）早期表现为双肺气腔片状或弥漫性磨玻璃样影，大部分患者在磨玻璃样背景上出现光滑增厚的小叶间隔增厚和小叶内间质，类似铺路石样改变。大部分患者出现肺实变，可表现为斑片状、融合状，并倾向累及肺的背侧。10%~20%的患者实变影分布于肺外周。随着病程进展，HRCT磨玻璃样影趋于弥漫，实变区域更加广泛，同时肺结构扭曲、牵拉性支气管扩张更加明显。少数患者会合并胸腔积液。

七、继发性间质性肺炎

结缔组织病属于自身免疫性疾病，以血管和结缔组织慢性炎症的病理改变为基础，病变累及多个系统，临床个体差异巨大。肺和胸膜由丰富的结缔组织、血管等组成，且具有调节免疫、代谢等功能，所以结缔组织病可损伤肺和胸膜。结缔组织病在肺部和胸膜病变的病理基础是间质炎症、血管炎、肺泡渗出、肉芽肿形成、胸膜渗出等。临床表现为发热、咳嗽、咳痰、胸闷、气短等，胸部表现往往与全身疾病同时或先后出现。胸部HRCT有助于鉴别间质性改变。结缔组织病相关肺部表现临床诊断较困难，在已经确诊的结缔组织病出现呼吸系统症状时，需严格排除其他肺部疾病，如肺水肿、肺部感染、肺泡出血等。

常见的间质性肺炎常继发于类风湿关节炎、干燥综合征、皮肌炎、药物性损伤等。

（王一民）

49

第四节
新型冠状病毒肺炎的诊断路径

新型冠状病毒肺炎的诊断强调通过流行病学史的采集与对临床特征的分析进行综合评估。

流行病学方面，疾病初期发现部分病例与华南海鲜市场相关，2020年1月20日明确人传人证据，同时家庭聚集性病例激增，因此流行病学呈逐渐扩大趋势。此外，疾病进展阶段，31个省（自治区、直辖市）和新疆生产建设兵团均有确诊病例，因此对流行病学定义从武汉，变化到"其他有本地病例持续传播地区"，变化到"武汉及周边地区，或其他有病例报告社区"，范围变化体现出对于流行病学调查的进一步详细。

但同时也需要注意随着2020年1月23日武汉封城举措的实施，非湖北地区输入性病例进一步被控制。本地病例持续增长或来自本地社区内的病例有所增多，流行病学史越发模糊，因此疑似病例定义会包含部分没有流行病学史，但临床高度疑似病例，湖北地区曾称之为"临床诊断病例"，而非湖北地区，有专家组评估会诊列为"疑似病例"。

新型冠状病毒肺炎确诊病例需要依靠病原学诊断，即实时荧光RT-PCR检测新型冠状病毒核酸阳性；病毒基因测序，与已知的新型冠状病毒高度同源。检测标本为呼吸道标本（包括鼻咽拭子、口咽拭子、痰、支气管肺泡灌洗液等）、血液、粪便等。

门诊、急诊普通社区获得性肺炎（CAP）与新型冠状病毒肺炎鉴别路径见图2-4-1。

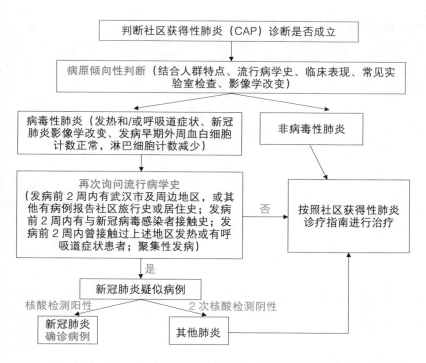

图2-4-1 门诊、急诊普通社区获得性肺炎（CAP）与新型冠状病毒肺炎鉴别路径

急性重症呼吸道感染（含疑似新冠肺炎）患者处置流程见图2-4-2。

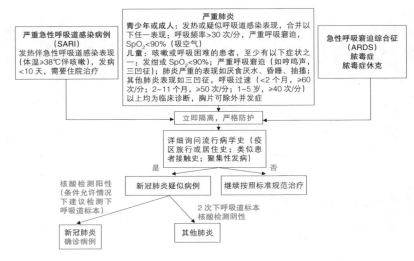

图2-4-2　急性重症呼吸道感染（含疑似新冠肺炎）患者处置流程

　　病原学检查仍是新型冠状病毒肺炎确诊的金标准，但受标本采集部位和时机、标本运输、标本检测试剂盒质控等多因素影响，存在一部分确诊病例需要采集多次标本进行核酸检测才能确诊的情况。需要明确从早期确诊的角度看，病毒核酸检测是最优选择，一方面是因为此时患者尚处于疾病的早期阶段，尽早检测对疫情防控具有重要作用；另一方面是核酸检测可以半定量检测病毒的拷贝数，进而动态监测病毒感染的程度和治疗效果。

　　因为病毒性肺炎患者在下呼吸道具有更高的病毒载量，所以下呼吸道分泌物的检出率会更高一些，但获取痰液、支气管肺泡灌洗液等标本操作要求高，且易喷溅，造成气溶胶传播的风险高，比较耗时。患者自主咳嗽的痰液检测也是一个选择，但对于已经存在呼吸道症状的患者，尤其是体弱的老年患者，往往只能咳出上呼吸道的白痰，甚至唾液，患者很难将深部的痰液咳出检测，因此检测的价值就下降了，相反一部分病毒会随着干咳的飞沫排出体外，增加了病毒的传播和医护人员暴露的风险。因此，鼻咽拭子是最常用的采样方式。

采样的手势和采样的拭子材质对样本质量都至关重要。针对这一问题，建议医护工作者严格防护下（N95 口罩、护目镜/防护面罩、手套、帽子、防护服）标准采样，对于保护自身安全和提高检测的阳性率都是非常重要的。

（王一民）

第三章
CHAPTER 3
新型冠状病毒感染的治疗

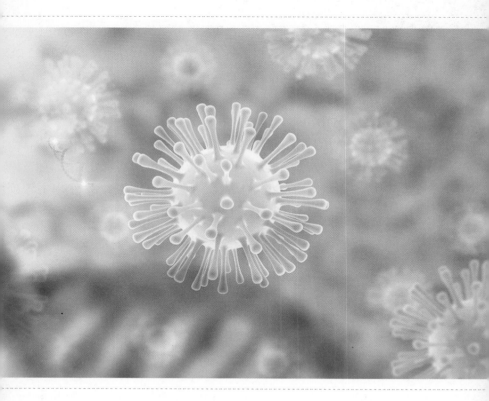

第一节
新型冠状病毒感染的分类处理与治疗原则

一、分类处理原则

参照王辰院士2003年《规范严重急性呼吸综合征的诊断与相应分类处理》文章中的建议，根据我国《新型冠状病毒肺炎诊疗方案（试行第七版）》的诊断标准，可将发热或有流行病学史的患者做如下4个层面的分诊处理。

1. **不是**COVID-19　可以排除COVID-19，进入医院正常诊疗。

2. **不似**COVID-19　不像COVID-19，但尚不能绝对排除，安排医学隔离观察。医学隔离观察的操作方法包括居家隔离观察、随诊和集中分室进行隔离观察两种方式，视患者病情可酌情选择任意一种。

3. **疑似**COVID-19　综合情况与COVID-19多有符合，但尚不足以作出临床诊断，属于疑似诊断病例，应留院观察，收入单人房间，送检病毒核酸检测，尽快甄别。

4. **确诊病例者**　在疑似COVID-19基础上有明确病原学证据，为确诊病例，收治COVID-19定点医院，可置多人病房。

确诊病例根据其病情严重程度又可分为四型：轻型、普通型、重型、危重型。在湖北地区，轻型、普通型可收入方舱医院，重型收入定点医院，危重型应及时收入ICU。在湖北外地区，医疗资源相对充足，确诊病例均应收治入定点医院，可按照定点医院的救治能力由各地应急办进行调配不同病情患者的收治地点。

二、病情监测

常规监测患者症状、生命体征、血氧饱和度等变化，根据病情监测血常规、尿常规、C反应蛋白、生化指标（肝功能、心肌酶、肾功能等）、凝血功能、动脉血气分析、胸部影像学等，有条件者可行细胞因子检测。

三、一般治疗

1. 卧床休息，保证充足热量的摄入；注意水电解质平衡，维持内环境稳定；监测生命体征、血氧饱和度等。

2. 及时给予有效的氧疗措施，包括鼻导管、面罩给氧和经鼻高流量氧疗。

3. 避免盲目或不恰当地使用抗菌药物，尤其是联合使用广谱抗菌药物。

四、抗病毒治疗

需要强调目前没有明确有效的抗病毒药物。以下药物仅结合国家诊疗方案供参考，使用药物时需要严密监测其不良反应及禁忌证，如患有心脏疾病者禁用磷酸氯喹，出现严重消化道反应避免使用洛匹那韦/利托那韦等，以及与其他药物相互作用等问题。

1. **α-干扰素**　成人每次500万U或相当剂量，加灭菌注射用水2ml，每日2次，雾化吸入。

2. **洛匹那韦/利托那韦**　成人每次2粒（200mg/50mg/粒），每日2次，口服，疗程不超过10天；注意腹泻、恶心、呕吐、肝功能损害等不良反应。

2020年3月3日，由中日友好医院、中国医学科学院呼吸病学研究院曹彬教授和湖北省武汉市金银潭医院张定宇院长负责的洛匹那韦/利托那韦（克力芝，一种抗艾滋病病毒药物）治疗重症新冠肺炎患者的疗效和安全性的临床试验（随机、开放、标准治疗对照研究）完成试验入组及统计分析，结果显示如下。

（1）洛匹那韦/利托那韦治疗重症新冠肺炎，与对照组相比，缩短了临床改善时间，提高了第14天的临床改善率。

（2）洛匹那韦/利托那韦治疗重症新冠肺炎，与对照组相比，上腹部不适、恶心、呕吐等胃肠道不良反应发生率高，但并发症（严重不良事件）发生率较低。

此项研究基本可以为洛匹那韦/利托那韦的治疗定位作出结论：有其疗效，副作用偏高但尚可接受。至此，洛匹那韦/利托那韦成为被临床研究确证的首个治疗新冠肺炎的有效药物，尽管其治疗的显著性和安全性不十分满意。

3. **利巴韦林**　每次500mg，每日2~3次，静脉输注，可与α-干扰素或洛匹那韦/利托那韦联合使用。疗程不超过10天。

4. **磷酸氯喹**　成人体重50kg以上者，每次500mg，每日2次，疗程7天；体重50kg及以下者，第1、第2天每次500mg，每日2次，第3~7天每次500mg，每日1次，疗程7天。

5. **阿比多尔**　成人每次200mg，每日2次，疗程不超过10天。截至本书发稿，该药仅有体外实验数据，缺少临床试验证据，临床使用需要谨慎。

6. **联合抗病毒治疗**　不建议同时应用3种及以上抗病毒药物，注意严密监测药物不良反应，出现不可耐受的副作用时应及时停止使用相关药物。

自 2003 年 SARS 和 2012 年 MERS 暴发以来，临床医生和病毒学家一直在进行不断的探索，积累了一定的经验。SARS-CoV 和 MERS-CoV 等冠状病毒的研究为我们提供了几种可能的有效药物，包括瑞德西韦（Remdesivir，GS-5734）、洛匹那韦/利托那韦、干扰素、恢复期血浆等。

洛匹那韦是一种人类免疫缺陷病毒 1（HIV-1）蛋白酶抑制剂，通常与利托那韦联合使用，通过抑制细胞色素 P450 来延长洛匹那韦的半衰期。体外实验发现，洛匹那韦/利托那韦能够一定程度地抑制冠状病毒的复制。我国学者利用绒猴动物模型发现，洛匹那韦/利托那韦和干扰素-β 联用治疗 MERS-CoV 感染，比对照组疗效更好。2003 年 SARS 流行期间，我国香港学者发现，与 111 例利巴韦林单药治疗的 SARS 患者相比，洛匹那韦/利托那韦和利巴韦林联合治疗的 41 名 SARS 患者发生急性呼吸窘迫综合征（ARDS）或死亡的风险更低。2016 年沙特阿拉伯王国启动了一项洛匹那韦/利托那韦联合干扰素-β 是否能改善 MERS-CoV 感染患者临床结局的随机对照试验（MIRACLE 试验，NCT02845843），目前研究正在进行中。

核苷类似物可能具有多种作用机制，体外具有广谱抗病毒作用，包括致死性诱变、专性或非专性链终止，以及通过抑制核苷酸的生物合成而发挥作用。法匹拉韦和利巴韦林是核苷类似物的代表，法匹拉韦在日本被批准用于流感的替代治疗。中国肺炎研究网（http://www.chinapneumonia.cn/hotinfo/id/498）牵头的研究证明：法匹拉韦联合奥司他韦治疗重症流感效果优于奥司他韦单药治疗。

虽然冠状病毒是 RNA 病毒，理论上法匹拉韦和利巴韦林具有一定的抗冠状病毒活性。但是，冠状病毒在非结构蛋白 14 中表达外切核糖核酸酶（nsp14-ExoN），并且在整个冠状病毒家族中具有保守性。目前研究发现，nsp14-ExoN具有RNA校对功能，因此推测冠状病毒具有核苷类似物抗性。体外实验已经证明利巴韦林对冠状病毒抗病毒作用甚微，同样，理论上法匹拉韦对冠状病毒作用也有限。

瑞德西韦是一种新的核苷类似物，也是一种广谱抗病毒药物。但是，与法匹拉韦和利巴韦林不同的是：体外细胞实验及动物实验证实瑞德西韦对人感染冠状病毒和各种蝙蝠来源的冠状病毒均具有极强的体外抗病毒活性。另外，随着药物浓度的升高，明显抑制病毒在人原代细胞培养中的复制。推测可能的原因是冠状病毒由于缺少立即链终止作用，瑞德西韦三磷酸酯不能被nsp14-ExoN切除。

理论上，瑞德西韦是目前治疗新型冠状病毒肺炎最有潜力的药物。动物实验表明，与对照组相比，瑞德西韦可有效降低MERS-CoV感染小鼠的肺组织病毒滴度，改善肺组织损伤，且其疗效优于洛匹那韦/利托那韦联合干扰素-β治疗组。该药物已经完成治疗埃博拉病毒感染的Ⅲ期临床试验，且人体药代动力学和安全性方面均有较完整的数据。

但是，瑞德西韦在2019-nCoV感染患者中的疗效和安全性方面仍需要临床研究进一步证实。而且，瑞德西韦治疗过程中是否会诱导冠状病毒nsp14-ExoN发生耐药性突变也有待进一步研究。

早在100年前，康复患者血浆制品就已经被用来治疗多种感染性疾病。既往研究表明恢复期血浆治疗能够降低重症甲型流感及SARS-CoV感染患者的病死率。然而，2016年在 *The New England Journal of Medicine* 上发表的关于Ebola病毒感染的非随机比较性研究中发现，与常规治疗组患者相比，输注多达500ml的恢复期血浆组，生存率并无明显改善。可能原因为埃博拉病毒感染者输注的恢复期血浆中的中和抗体滴度不高。因此，恢复期血浆的采集必须在合适的时机，保证其具有较高的中和抗体滴度。恢复期血浆获取的困难也一定程度上限制了其用于临床治疗。此外，恢复期血浆最初供应必将是有限的，需要考虑哪些人群应优先获得。应在精心设计的临床试验中进一步评估恢复期血浆治疗2019-nCoV感染患者的疗效和安全性。

随着基因工程抗体技术的快速发展，对单克隆抗体药物的研究取得了长足进步。越来越多的研究证实，对于病毒感染保护性单克隆抗体具有较好的治疗价值。2019年*The New England Journal of Medicine*发表了一项前瞻性随机对照研究，单克隆抗体REGN-EB3和单克隆抗体114（mAb114）能够显著降低埃博拉患者的病死率。然而，病毒、细菌等病原体感染机体的机制复杂，由于单克隆抗体只能识别单一抗原表位，限制了单克隆抗体药物的抗感染效果。并且，单克隆抗体的研发需要一定的时间周期，对于新发病原体，单克隆抗体短时间内也难以实现其临床应用。

总之，目前研究已经证实，2019-nCoV是武汉不明原因肺炎的病原体。2019-nCoV在遗传学上与一种蝙蝠来源的新型冠状病毒比较接近，与SARS-CoV、MERS-CoV同为β属冠状病毒。目前临床上常用的抗病毒药物，包括神经氨酸酶抑制剂（奥司他韦、帕拉米韦、扎那米韦等）、更昔洛韦、阿昔洛韦等药物对2019-nCoV均无显著抗病毒作用，不建议临床盲目应用。目前研究证实可能有效的药物包括瑞德西韦、洛匹那韦/利托那韦、洛匹那韦/利托那韦联合干扰素-β、恢复期血浆、单克隆抗体。但这些药物在2019新型冠状病毒肺炎中的疗效和安全性有待进一步临床试验证实。

五、并发症、合并症治疗

（一）呼吸支持

1. **氧疗**　重型患者应接受鼻导管或面罩吸氧，及时评估呼吸窘迫和/或低氧血症是否缓解。

2. **经鼻高流量氧疗或无创机械通气**　标准氧疗后呼吸窘迫和/或低氧血症无法缓解时，可考虑经鼻高流量氧疗或无创通气，若短时间（1~2小时）内病情无改善或恶化，应当及时进行气管插管和有创机械通气。

3. **有创机械通气**　采取肺保护性通气策略，即小潮气量（4~8ml/kg理想体重）和低吸气压力（平台压<30mmH$_2$O），在保证气道平台压<35cmH$_2$O时，可适当采用高PEEP，保持气道温化与湿化，避免长时间镇静，早期唤醒患者并进行肺康复治疗。酌情使用镇静药和骨骼肌松弛药。

4. **挽救治疗**　严重ARDS患者，可进行肺复张和俯卧位通气，效果仍不佳者可尽快考虑体外膜肺氧合（ECMO）。

（二）循环支持

充分液体复苏基础上，改善微循环，使用血管活性药物，必要时进行血流动力学监测。

（三）辅助治疗

1. **糖皮质激素**　注意严格把握禁忌证，对于氧合指标进行性恶化、影像学迅速进展、机体炎症反应过度激活状态的患者，酌情短时间（3~5日）使用糖皮质激素，建议剂量不超过相当于甲泼尼龙1~2mg/（kg·d）。

需要强调激素使用的相对禁忌证：

（1）糖尿病患者，正在接受口服药物或胰岛素治疗。

（2）已知的对甲泼尼龙、氢化可的松、地塞米松或其他赋形剂过敏。

（3）难治性高血压。

（4）癫痫或谵妄状态。

（5）青光眼。

（6）已知的近3个月内活动性消化道出血。

（7）已知的难以纠正的低钾血症。

（8）已知的继发细菌或真菌感染。

（9）已知的免疫抑制状态（如化疗、放疗或术后1个月内，HIV感染）。

（10）严重淋巴细胞减少（外周血淋巴细胞绝对值<300/μl）。

2. 肠道微生态调节剂，预防继发细菌感染。

3. 血液净化技术 可用于高炎症反应的危重患者。

4. 中医治疗 根据病情、当地气候特点及不同体质状况，辨证论治（具体内容参见相关章节）。

（崔晓敬）

第二节
重症新型冠状病毒肺炎的救治

根据中国疾病预防控制中心（Chinese Center for Disease Control and Prevention，CDC）数据，截至2020年3月3日，我国现有（非累计）确诊病例数为29858例，其中重症6806例，目前重症患者比例达到22.8%。在钟南山院士线上纳入1099例确诊新冠肺炎病例的研究中，重症患者的比例也高达15.7%。重症新型冠状病毒肺炎患者病情重，进展快，并发症多，死亡率明显高于轻症患者，需要医务工作者重点关注和救治。

根据国家卫生健康委员会《新型冠状病毒肺炎诊疗方案（试行第七版）》的内容，本节讨论的重症患者包括诊断为重型和危重型的病例。

一、重型与危重型患者的识别

1. 符合以下任何一条为重型新型冠状病毒肺炎

（1）呼吸窘迫，RR≥30次/分。

（2）静息状态下，指氧饱和度≤93%。

（3）氧合指数［动脉血氧分压（PaO_2）/ 吸氧浓度（FiO_2）］≤300mmHg。高海拔（海拔超过1000m）地区应根据以下公式对PaO_2/FiO_2进行校正：$PaO_2/FiO_2×$［大气压（mmHg）/ 760］。

（4）肺部影像学显示24～48小时内病灶明显进展>50%者。

尚未达到上述重型诊断标准，但肺部影像学显示短期内病灶明显进展>50%者，建议按重型处理。

尚未达到上述重型诊断标准，但年龄>70岁，合并糖尿病、冠心病、恶性肿瘤、结构性肺病及免疫抑制人群，应密切观察病情进展，必要时按重型处理。

2. 符合以下情况任意一条为危重型新型冠状病毒肺炎

（1）出现呼吸衰竭，且需要机械通气。

（2）出现休克。

（3）合并其他器官功能衰竭，需收入重症监护病房（ICU）监护治疗。

此外，有研究表明淋巴细胞绝对值、中性粒细胞与淋巴细胞的比例（≥3.13）、C反应蛋白的进行性升高、血乳酸的进行性升高对早期识别重症患者也有一定的指示作用。对于重症患者的早期识别可使医务人员尽快将患者转至合适的救治场所（通常是ICU），并进行高强度的监护和治疗，以最大限度地挽救患者的生命。

二、早期的监测和支持治疗

1. 监测生命体征　重症新型冠状病毒肺炎患者大多生命体征不平稳，需要持续进行生命体征监测，以发现并处理可能的危及生命的情况。

2. 氧疗　由于大部分重症新型冠状病毒肺炎患者均存在低氧血症或呼吸衰竭，因此，吸氧并保持指氧饱和度（SpO_2）≥90%是必要的。注意普通的鼻导管吸氧通常最高氧流量为5L/min，约能提供40%的氧浓度，如果患者SpO_2仍不达标，应更换为其他吸氧方式，如经鼻高流量氧疗（HFNC）、面罩吸氧等，必要时可能需要机械通气。

三、病原学采样

对于所有的重症新型冠状病毒肺炎患者，应每2～4天采集一次呼吸道标本送新型冠状病毒核酸检测。有条件的科室应同时采集上呼吸道（鼻咽拭子）和下呼吸道（痰/气管内吸出物/支气管肺泡灌洗液）（优先）标本送检，直到连续两次相隔24小时以上的标本呈现阴性。需要注意的是采集下呼吸道标本时发生飞沫传播和气溶胶传播的风险较高，需要实施三级防护，同时，采集前呼吸机应停止送气，处于"待机"状态，采集人员应位于患者气道的侧面，避免被分泌物喷溅，采集标本后接好呼吸机管路，检查管路密闭性后再运行呼吸机，可以最大限度地降低操作人员被感染的风险。

四、呼吸衰竭和急性呼吸窘迫综合征（ARDS）的处理

（一）氧疗与机械通气

大多数重症新型冠状病毒肺炎患者可能存在呼吸衰竭，相当一部分合并ARDS，由于患者通气/血流比例严重失调同时合并呼吸功的增加，普通的鼻导管吸氧或面罩吸氧难以改善患者的氧合。通常需要经鼻高流量氧疗（HFNC）、无创正压通气（NPPV）、有创正压通气（IPPV）甚至体外膜肺氧合（ECMO）的应用。

1. **经鼻高流量氧疗**　HFNC在急性低氧性呼吸衰竭和ARDS中的应用日益增多，研究显示，HFNC可以降低急性低氧性呼吸衰竭和轻度ARDS的气管插管率和病死率，与重症甲流相关的研究也显示了HFNC相对于普通氧疗在避免气管插管方面的优势。因此建议对于氧合指数>200mmHg的患者可以应用HFNC，对于氧合指数在150～200mmHg之间的患者可以短时间（1～2小时）内观察HFNC

的效果，如病情恶化应改为无创通气或气管插管有创通气。同时要注意严重Ⅱ型呼吸衰竭、血流动力学不稳定、脏器功能不全或意识障碍的患者是HFNC的相对禁忌证，应避免使用。由于鼻导管氧疗与HFNC均为开放式的给氧方式，氧气在加湿过程中产生大量适宜病毒附着的气溶胶，加之高速的氧气流冲刷，可促进含病毒的气溶胶在环境中播散，增加医务人员感染的风险，因此建议上述氧疗的患者一定戴口罩，最大限度地减少病毒的播散。

2. **无创正压通气**　NPPV可改善ARDS患者的肺内分流，降低呼吸衰竭患者的气管插管率，是一种介于普通氧疗和有创机械通气之间较为理想的严重急性呼吸道感染（SARI）患者的呼吸支持方式。来自武汉多家医院的临床经验也表明，NPPV对伴有轻中度呼吸衰竭的新型冠状病毒肺炎患者是有效的。对于早期轻中度低氧性呼吸衰竭（氧合指数为150~200mmHg）的新型冠状病毒肺炎患者，可以短时间（1小时）试用无创通气。需要注意的是，基于SARS、甲型H1N1流感的多项研究表明，无创通气在使用过程中可能导致气溶胶播散，从而增加感染风险，因此，无创通气仍然是一种高风险操作，需要严格的感染控制措施。具体措施包括：实施三级防护；选择双臂回路，呼气阀前增加病毒/细菌过滤器；采用无呼气孔面罩，有条件的科室可以选择头盔，尤其是颈部带气垫的头盔；选择较低的呼吸机压力；在上机前戴好面罩，下机后在呼吸机停止送气的情况下摘下面罩，可以最大限度地降低漏气和病毒播散的风险。应用无创通气时，如果患者出现意识水平的改变（不服从指令、躁动）、上气道阻塞（喘鸣、吸气相延长）、氧合恶化或通气状况的恶化［呼吸频率>30次/分，动脉血二氧化碳分压（$PaCO_2$）>40~50mmHg］，应尽早建立人工气道，进行有创通气。

3. 有创正压通气 吸氧或无创通气失败、严重低氧血症（氧合指数<100～150mmHg）、严重的Ⅱ型呼吸衰竭（pH<7.20～7.25）、呼吸频数（呼吸频率>30次/分）、意识障碍、多脏器功能不全、心跳呼吸骤停的患者均应及时建立人工气道，进行有创通气。人工气道建立的过程可能有大量飞沫或气溶胶产生，医务人员应在三级防护下操作，首选经口气管插管，尽量避免因使用普通喉镜充分暴露刺激声门而导致大量气道分泌物喷出，可使用电子喉镜或支气管镜引导插入。鉴于气管切开在理论上痰液及血液喷溅的高风险，故不作为早期选择。

合并ARDS的新型冠状病毒肺炎患者机械通气的原则与其他ARDS患者类似，包括小潮气量和适当PEEP的选择（通常氧合越差的患者需要的PEEP水平越高）、限制平台压（<30cmH$_2$O）和驱动压（<15cmH$_2$O），对于中重度ARDS患者（氧合指数<150mmHg）进行早期和每日12～16小时的俯卧位通气等。不推荐常规应用肺复张、骨骼肌松弛药和高频通气。如果患者存在显著的人机对抗、气压伤风险高或严重的低氧血症，可以尝试使用骨骼肌松弛药。

4. 体外膜肺氧合 ECMO技术曾在2009年甲型流感病毒性肺炎治疗中发挥了重要作用。此外，对35例危重MERS-CoV患者（PaO$_2$/FiO$_2$<100mmHg）的研究结果显示，与常规支持治疗相比，17例接受静脉-静脉ECMO（VV-ECMO）治疗的患者病死率显著降低（100% vs 65%）。但是由于近期一项大型研究的阴性结果，使针对重症ARDS的ECMO技术进入了更加审慎使用的阶段。对于危重型新型冠状病毒肺炎患者，由于使用的经验较少，也缺乏相应的高质量研究，因此建议在符合ECMO上机要求的患者中谨慎实施，前提是患者应安置于负压单间病房，操作团队必须具备丰富的ECMO管

理经验，且操作团队必须有完备的三级防护措施。新型冠状病毒肺炎应用ECMO的要求与其他ARDS患者类似，使用传统标准治疗手段（肺保护性通气，潮气量 6ml/kg，平台压<30cmH$_2$O，PEEP≥10cmH$_2$O，并且联合肺复张、俯卧位通气、使用骨骼肌松弛药等）病情无明显改善，满足以下条件：①PaO$_2$/FiO$_2$<100mmHg，或肺泡–动脉血氧分压差［P（A–a）O$_2$］>600mmHg。②通气频率>35次/分时pH<7.2，且平台压>30cmH$_2$O。③年龄<65岁。④机械通气时间<7天。也可参照EOLIA最新标准，满足下列条件之一者应用ECMO：①PaO$_2$/FiO$_2$<50mmHg超过3小时。②PaO$_2$/FiO$_2$<80mmHg超过6小时。③动脉血pH<7.25并伴有PaCO$_2$>60mmHg超过6小时。通常以呼吸衰竭为主的患者选择静脉–静脉ECMO（VV-ECMO）模式，如果患者以心源性休克为主，可以考虑选择静脉–动脉ECMO（VA-ECMO）模式。

由于新型冠状病毒肺炎的高传播力，人工气道的管理与医务人员的暴露风险密不可分。在进行有创通气的过程中，以下操作可能存在高风险：断开呼吸机进行吸痰、气管镜检查、雾化等。因此，对于气道开放的新型冠状病毒肺炎患者，提出以下几点建议。

（1）减少不必要的气管镜检查，如必须检查，应充分镇静镇痛，可以考虑使用骨骼肌松弛药，使用三通接头，避免操作过程中呼吸机管路断开，避免气管镜反复退出气管导管，动作轻柔迅速。

（2）采用密闭式吸痰管吸痰，每次吸痰时间以<15秒为佳，并进行持续负压吸引。

（3）使用主动加热湿化器进行气道湿化，并建议使用一次性自动加水式加热湿化罐及双回路带加热导丝呼吸机环路。

（4）避免不必要的雾化治疗，如需雾化，应严格佩戴个人防护设备，尽量避免使用小容量雾化器雾化治疗，可以使用干粉吸入器或者加压定量吸入器+储雾罐，呼气端加用过滤器。

（5）选择一次性呼吸机回路，分别在呼吸回路的吸气和呼气支与呼吸机连接处安放一个细菌/病毒过滤器，以减少污染气溶胶的吸入和排出。倾倒积水杯内冷凝水时动作要轻柔，以减少气溶胶的产生。

（6）当转运患者需要接入转运呼吸机时，先让呼吸机处于"待机"状态，钳夹呼吸机管路和患者人工气道开口，再接入转运呼吸机管路，松开人工气道的钳夹。

（二）保守性液体策略

与其他原因导致的ARDS类似，新型冠状病毒肺炎导致的ARDS仍然建议如果患者不存在明显的休克或循环不稳定的情况，为保证患者的氧合和避免加重肺水肿，应选择保守性的液体策略。

五、脓毒症休克的处理

当新型冠状病毒肺炎患者出现血压下降伴血乳酸≥2mmol/L时，需要用血管活性药物维持平均动脉压在65mmHg以上，或收缩压较平时下降40mmHg以上，且除外心源性、梗阻性和低血容量性休克后考虑合并脓毒症休克，针对脓毒症休克的治疗应以增加组织灌注为导向，密切监测患者的循环状态并建议完成1小时集束化治疗。具体包括以下几个方面。

1. **抽取血培养。**

2. **使用合适的抗生素。**

3. **测定血乳酸。**

4. **液体复苏**　至少30ml/kg晶体液（首选乳酸钠林格液），3小时内静脉输入。液体复苏的终点：液体复苏有两个终点，如果患者前负荷、平均动脉压（>65mmHg）、尿量（>0.5ml/h）和血乳酸水平（<2mmol/L）达标，则液体复苏可以终止。如果上述指标未达标，但患者出现显著的肺水肿和氧合下降，表现为颈静脉怒张、双肺新发湿啰音或肺水肿的影像学特点，则应减慢液体复苏的速度或终止液体复苏。

5. **使用血管活性药物** 维持平均动脉压>65mmHg（首选中心静脉输注，次选大的外周静脉输注）。

6. **中心静脉和有创动脉血压监测** 应根据实施单位的实际条件来决定。建议选择床旁无创、便携的血流动力学监测手段，如床旁超声监测，不推荐有创的血流动力学监测。

六、其他脏器功能的支持

在钟南山等的文章中，重症新型冠状病毒肺炎患者发生感染性休克的比例为6.4%，发生急性肾损伤的比例为2.9%，均显著高于轻症患者。而曹彬等最早发表在 *Lancet* 上的文章中也显示，41例住院患者中，有10例（24.4%）合并心肌损伤，6例（14.6%）合并急性肾损伤，6例（14.6%）发生休克。因此对于重症新型冠状病毒肺炎患者，多脏器功能受损并不少见，而对于脏器功能的支持对帮助患者度过最严重的疾病阶段有着重要意义。

1. **心肌损伤** 与新型冠状病毒肺炎相关的心肌损伤方面的研究很少，目前建议动态监测与心肌损伤和心功能衰竭相关的生物标志物（如 TNI/TNT/CK/MYO 及 BNP/NT-proBNP）以及心脏超声，当出现心肌损伤的表现时应注意调整液体复苏的剂量和速度、血管活性药物的选择，避免对心肌产生进一步的损伤。

2. **急性肾损伤** 在一篇纳入51例确诊新型冠状病毒肺炎患者

的研究中，63%的患者有蛋白尿，19%的患者有血肌酐升高，100%的患者腹部CT显示肾脏异常，远高于SARS患者，提示肾脏损伤在新型冠状病毒肺炎中并不少见。应动态监测尿量和血肌酐的情况，避免使用肾损伤药物，维持肾脏正常的灌注压，及时的床旁血液滤过是预防和治疗急性肾损伤的重要方法。建议KDIGO分级2级［血肌酐为基线值的2.0～2.9倍，尿量连续12小时少于0.5ml/（kg·h）］可启动肾脏替代治疗。

七、营养支持

建议对重症新型冠状病毒肺炎患者应用NRS2000评分或NUTRIC评分进行营养风险筛查。血流动力学相对稳定的前提下，尽早启动肠内营养。目标喂养能量25～30kcal/(kg·d)，目标蛋白质1.2～2.0g/(kg·d)。肠内营养从低剂量起步，通常第一天给予200～500kcal（200～500ml肠内营养制剂），第一周内可以维持滋养型喂养（10～20kcal/h或500kcal/d左右）。1周后应尽快加至足量喂养［25～30kcal/(kg·d)］。肠内营养过程中应监测患者营养耐受性(胃潴留、呕吐、腹泻、腹胀等)，随时调整营养目标、途径和方式。

八、并发症的预防

1. **减少呼吸机相关肺损伤的发生**　依赖于医生对镇静镇痛和骨骼肌松弛药使用的把握、呼吸机模式参数的精准调节和呼吸力学指标的动态监测。尤其是人机对抗、过高的驱动压、过高的呼吸驱动、过高的潮气量等都可能导致气压伤、容积伤或生物伤的发生。应每日评价患者是否能脱机、减少镇静镇痛的深度、保持平台压≤30cmH_2O和驱动压≤15cmH_2O。

2. **减少呼吸机相关肺炎的发生**　如选择经口插管、床头抬高30°～45°、使用密闭式吸痰装置、呼吸机管路污染后及时更换、减少或不用质子泵抑制剂（PPI）、每日唤醒、尽早脱机等。

3. **减少静脉血栓栓塞的发生**　如无禁忌，可选用低分子肝素5000IU，每12小时1次，以预防血栓事件的发生。如有禁忌，可使用物理加压装置预防。

4. **减少应激性溃疡和消化道出血的发生**　早期（24～48小时内）启动肠内营养。有出血高危因素的患者，如机械通气≥48小时、严重低氧、休克、凝血功能障碍、多脏器功能衰竭、肝病、肾脏替代治疗等，应启动PPI或H_2受体阻断剂治疗。

5. **减少ICU获得性虚弱的发生**　减少呼吸机控制通气模式的使用时间，尽早改为自主呼吸模式；避免或谨慎使用激素；减少镇静镇痛和骨骼肌松弛药的使用；鼓励患者早期活动；改善患者的营养状态。

九、抗病毒及其他抗感染药物治疗

（一）抗病毒药物

首先，目前尚无任何抗病毒药物具有循证医学证据可以治疗新型冠状病毒肺炎。正在进行的相关抗病毒药物研究包括以下几种。

1. **洛匹那韦/利托那韦**　蛋白酶抑制剂，主要用于HIV感染，曾有少量针对SARS和MERS的研究，曹彬教授牵头的一项关于该药治疗新型冠状病毒肺炎的随机对照研究，为其治疗定位作出结论：有其疗效，副作用偏高但尚可接受。至此，洛匹那韦/利托那韦成为被临床研究确证的首个治疗新冠肺炎的有效药物，尽管其治疗的显著性和安全性不十分满意。新型冠状病毒肺炎发生后，部分医院经验性使用该药治疗，一些回顾性研究显示该药临床疗效有限，且存在一定的不良反应。因此，使用该药应充分权衡临床获益及不良反应，做好及时监测。

2. **阿比多尔**　作用机制为抑制流感病毒与宿主细胞的融合来阻断病毒的复制，具有一定的干扰素诱导作用。对甲型流感和乙型流感的抗病毒作用明确。体外实验显示阿比多尔具有一定的抗新型冠状病毒活性，但是目前缺乏严格的随机对照研究结果。

3. **瑞德西韦**　曾用于抗埃博拉病毒的治疗。由于在埃博拉病毒相关的研究中，瑞德西韦的作用逊于另两种单克隆抗体，因此宣告失败。2017 年，研发人员发现瑞德西韦对于 SARS 和 MERS 等人类冠状病毒具有活性，但结果仅限于体外细胞实验。由于新型冠状病毒肺炎疫情的暴发，2020 年 2 月初我国启动了两项多中心随机双盲安慰剂对照研究，分别针对轻中症和重症患者，研究结果会于 2020 年 4 月底揭晓。在此之前，该药对于新型冠状病毒肺炎是否有效并不确定。

4. **利巴韦林**　为核苷类抗病毒药物。当微生物遗传载体类似于嘌呤 RNA 的核苷酸时，利巴韦林会干扰病毒复制需要的 RNA 的代谢。虽然利巴韦林对呼吸道合胞病毒感染、丙型肝炎、出血热等有效，但针对新型冠状病毒肺炎的治疗缺乏循证医学证据。

5. **干扰素 γ**　干扰素是一类细胞感染病毒以后合成和分泌的蛋白质，用以干扰病毒复制。在针对 MERS 及 SARS 的体外研究中发现，IFN-α 及 IFN-β 对冠状病毒均有抑制作用，各亚型中，IFN-β1b 型对 MERS-CoV 的抗病毒效果最佳。但该药对于新型冠状病毒肺炎是否有效并不确定。

由于以上药物治疗新型冠状病毒肺炎均缺乏循证医学证据，目前对上述药物使用需谨慎。

（二）抗菌药物

抗菌药物的使用原则如下。

（1）原则上无明确细菌感染证据者不建议常规使用抗生素。

（2）应动态监测细菌感染的指标，如白细胞、PCT、痰色及性状，积极留取呼吸道病原体。对淋巴细胞明显减少、使用有创呼吸机、合并糖尿病或存在其他免疫抑制状态的患者，尤其要加强对病原学的监测，包括继发的细菌和真菌感染。

（3）如果患者有基础结构性肺病、住院前90天曾用过抗菌药物或住院时间超过72小时，应注意抗菌药物要覆盖耐药菌。

（三）中药治疗

中药在重症新型冠状病毒肺炎中的应用请参见相关章节。

十、糖皮质激素的使用

病毒感染导致的失衡的免疫反应可能是患者发生ARDS或感染性休克、多脏器功能衰竭的重要原因。糖皮质激素（以下简称激素）因其抑制免疫炎症反应的作用曾被广泛用于治疗多种病毒感染导致的肺炎，如甲型H1N1流感病毒肺炎、SARS、MERS，但遗憾的是治疗效果尚无一致定论。多数证据显示激素难以给患者带来净获益，甚至可能带来病毒清除延迟和其他激素相关的并发症（如继发感染和血糖升高等）。但是进一步的研究发现小到中等剂量的激素对甲型H1N1流感和SARS的患者结局可能是有利的，如降低死亡率、缩短住院时间。尚无针对重症新型冠状病毒肺炎使用激素的相关研究。需要注意的是新冠肺炎病情越重，淋巴细胞绝对值越少，而激素本身会进一步降低淋巴细胞的数量，使患者的免疫状态进一步受到抑制，从而使继发感染的风险可能明显增高。因此重症新型冠状病毒肺炎患者到底能否从激素中获益？激素使用的具体适应证是什么？疗程是多久？这些都还是未知的问题。

鉴于以上结果的矛盾性，对于重症新型冠状病毒肺炎患者不推荐常规使用糖皮质激素。对于氧合进行性恶化、影像学进展迅速、炎症反应处于过度激活状态的患者可谨慎尝试小到中等量激素治疗，疗程≤7天，使用过程中严密监测激素的副作用，如继发感染、血糖升高等。

（黄　絮）

第三节
新型冠状病毒肺炎的中医中药治疗

医学是人类在长期与疾病作斗争的实践中产生和发展而成的。在我国近代以前，中医药根植于中国传统文化，在古典哲学思想指导下，形成了独特的民族医药理论。《黄帝内经》标志着中医药理论框架的形成。针对传染性疾病进行经验总结而撰写的《伤寒杂病论》为中医辨证论治（六经辨证、脏腑辨证）提供了宝贵的经验。其后传染性疾病谱发生变化，每种疾病有其独特的传变规律，因而出现"温病四大家"等，根据临床变化而提出不同于以往的辨证方法如三焦辨证、卫气营血辨证等，均有良好的临床效果。

一、新型冠状病毒肺炎的病因病机

笔者在临床第一线，在临床实践中以治疗北京患者为主，远程会诊有武汉、新疆的确诊病例。该病起病隐匿，潜伏期长，首发症状多以发热、干咳为主，可伴随乏力、肌肉酸痛及消化道症状如恶心、腹胀、腹泻等，若发热持续不解，会转入重症，出现喘脱等。舌苔大多数是黄腻苔，舌质暗或有瘀斑、瘀点。因此认为本病的主要病机为湿、热、毒、瘀、虚，病位在肺与脾，危重患者可累及心肾。

（一）湿

湿之来源有内外之分，武汉地处长江中下游平原，属亚热带季风气候，雨量充足，居处潮湿，天雨湿蒸，此为外湿。《素问·阴阳应象大论》有"地之湿气，感则害皮肉筋脉。"叶天士指出"湿喜归脾者，以其同气相感故也。"脾与湿互感，湿邪侵袭人体，必困于脾，脾阳不振，运化无权，水湿停聚，又反过来影响脾的运化，此为内湿。证见胸脘痞闷、呕恶、泄泻等。《证治汇补》云："湿证之发，必夹寒夹热。"湿邪伤人，因时而变，因人而变，临床有寒湿与湿热之别。寒湿者，可见口渴喜热饮、乏力倦怠、纳呆、大便不畅、舌苔白厚腻等症状，治疗过程中或不恰当地预防性使用大剂量寒性药物，也可导致热退阳伤而湿气更甚，从寒而化；湿热者，可表现为高热，喘憋气促，动则气短，痰少或黄或白，或伴咯血。

（二）热

湿毒入里，气滞湿停，郁而化热。津液被阳热煎熬，则痰涕等分泌物黄稠或干咳无痰。火热之邪灼伤血络，迫血妄行，则吐血衄血。热入阳明，肠热津亏，传导失司，势必大便秘结。热扰心神，则烦躁不宁。若病情难以控制，疾病进一步传变，逆传心包，可表现为神昏谵语、喘脱、厥脱等症。

（三）瘀

瘀有积血之义，又有郁积、停滞之义。气行则血行，气滞血亦滞，气滞必致血瘀。热入营血，血热互结，或使血液黏滞而运行不畅，或热灼肺络，血溢于外，亦可导致瘀血，表现为咯血。湿毒滞于三焦，气机不畅，亦加重瘀血。本病患者大多数出现舌质暗，也是瘀血表现之一，瘀血加重，患者缺氧明显，则口唇青紫、舌质紫暗，则疾病重而难愈。

（四）毒

《成方便读》云："毒者，火邪之盛也。"火热邪气盛则成毒，毒能致热，且毒为阳邪，伤津耗气，发为乏力倦怠，毒可致瘀，瘀郁化热，瘀热互阻，可表现为高热，咯血。本病中疫毒是一种暴戾、具有强烈传染性的致病因素，且伤人后病情严重。明·吴有性的

《温疫论》中"疫疠毒邪张溢，营卫运行之机乃为之阻，人身阳气因而屈曲则发热"。疫毒可壅阻机体，气机不畅而致病，可表现为恶心、呕吐、腹痛、腹泻等不适症状。

（五）虚

邪之所凑其气必虚，首先是人体正气不足，邪气才能得以入侵而发病；另外，临床中见到患者有乏力症状，此为虚证的表现，但其病机是脾气虚还是湿气重，笔者认为是脾虚湿气在肌肉的表现。《金匮要略》"肾着汤"中有湿气为病"腰重如带五千钱"的描述，肢体困重是湿邪阻滞气机的一种重要表现。

喘息胸闷，既可以是虚喘的表现，也可以是湿在上焦，气机不畅的症状。临床常见喘息属于肾不纳气的，多为慢性虚损性疾病的终极阶段。在本病中，部分老年人合并多种基础疾病者病情重，乃本虚标实；危重期患者出现呼吸困难、喘憋等可以认为病重及肾，肾失摄纳。

每个患者的证候要素是不同的，笔者认为可以有不同的证候组合，如湿热夹瘀证、气虚血瘀湿阻证、湿滞肺胃证等，可根据不同的证候要素而选定不同的方剂加减治疗，以缓解患者临床症状、促进炎症病变的吸收、缩短病程、减少后遗症为目标。

二、中医药诊疗

2019年冬至今，新型冠状病毒肺炎首先在湖北武汉出现，随着确诊病例的增多，中医药工作者对该病的认识逐渐加深，因地理位置不同、患者体质状况差异，各地有各自的中医药诊疗方案。中华中医药学会在综合各地防治新型冠状病毒肺炎的基础上，发布了最新的《新型冠状病毒肺炎诊疗方案（试行第七版）》中医药诊疗方案。具体方案如下。

（一）医学观察期

临床表现 1：乏力伴胃肠不适

推荐中成药：藿香正气胶囊（丸、水、口服液）

临床表现 2：乏力伴发热

推荐中成药：金花清感颗粒、连花清瘟胶囊（颗粒）、疏风解毒胶囊（颗粒）

（二）临床治疗期（确诊病例）

1. 清肺排毒汤

适用范围：适用于轻型、普通型、重型患者，在危重型患者救治中结合患者实际情况合理使用。

基础方剂：麻黄9g、炙甘草6g、杏仁9g、生石膏15～30g（先煎）、桂枝9g、泽泻9g、猪苓9g、白术9g、茯苓15g、柴胡16g、黄芩6g、姜半夏9g、生姜9g、紫菀9g、冬花9g、射干9g、细辛6g、山药12g、枳实6g、陈皮6g、藿香9g。

服法：传统中药饮片，水煎服。每天1付，早晚2次（饭后40分钟），温服，3付一个疗程。

如有条件，每次服完药可加服大米汤半碗，舌干津液亏虚者可多服至一碗（注：如患者不发热则生石膏的用量要小，发热或壮热可加大生石膏用量）。若症状好转而未痊愈则服用第二个疗程，若患者有特殊情况或其他基础病，第二个疗程可以根据实际情况修改处方，症状消失则停药。

处方来源：国家卫生健康委办公厅，国家中医药管理局办公室《关于推荐在中西医结合救治新型冠状病毒感染的肺炎中使用"清肺排毒汤"的通知》。

2. 轻型

（1）寒湿郁肺证

临床表现：发热，乏力，周身酸痛，咳嗽，咳痰，胸紧憋气，纳呆，恶心，呕吐，大便黏腻不爽。舌质淡胖齿痕或淡红，苔白厚腐腻或白腻，脉濡或滑。

推荐处方：生麻黄6g、生石膏15g、杏仁9g、羌活15g、葶苈子15g、贯众9g、地龙15g、徐长卿15g、藿香15g、佩兰9g、苍术15g、云苓45g、生白术30g、焦三仙各9g、厚朴15g、焦槟榔9g、煨草果9g、生姜15g。

服法：每日1剂，水煎600ml，分3次服用，早中晚各1次，饭前服用。

（2）湿热蕴肺证

临床表现：低热或不发热，微恶寒，乏力，头身困重，肌肉酸痛，干咳痰少，咽痛，口干不欲多饮，或伴有胸闷脘痞，无汗或汗出不畅，或见呕恶纳呆，便溏或大便黏滞不爽。舌淡红，苔白厚腻或薄黄，脉滑数或濡。

推荐处方：槟榔10g、草果10g、厚朴10g、知母10g、黄芩10g、柴胡10g、赤芍10g、连翘15g、青蒿10g（后下）、苍术10g、大青叶10g、生甘草5g。

服法：每日1剂，水煎400ml，分2次服用，早晚各1次。

3. 普通型

（1）湿毒郁肺证

临床表现：发热，咳嗽痰少，或有黄痰，憋闷气促，腹胀，便秘不畅。舌质暗红，舌体胖，苔黄腻或黄燥，脉滑数或弦滑。

推荐处方：生麻黄6g、苦杏仁15g、生石膏30g、生薏苡仁30g、茅苍术 10g、广藿香 15g、青蒿草 12g、虎杖 20g、马鞭草 30g、干芦根 30g、葶苈子 15g、化橘红 15g、生甘草 10g。

服法：每日 1 剂，水煎 400ml，分 2 次服用，早晚各 1 次。

（2）寒湿阻肺证

临床表现：低热，身热不扬，或未热，干咳，少痰，倦怠乏力，胸闷，脘痞，或呕恶，便溏。舌质淡或淡红，苔白或白腻，脉濡。

推荐处方：苍术 15g、陈皮 10g、厚朴 10g、藿香 10g、草果 6g、生麻黄 6g、羌活 10g、生姜 10g、槟榔 10g。

服法：每日 1 剂，水煎 400ml，分 2 次服用，早晚各 1 次。

4. 重型

（1）疫毒闭肺证

临床表现：发热，面红，咳嗽，痰黄黏少，或痰中带血，喘憋气促，疲乏倦怠，口干苦黏，恶心不食，大便不畅，小便短赤。舌红，苔黄腻，脉滑数。

推荐处方：生麻黄 6g、杏仁 9g、生石膏 15g、甘草 3g、藿香 10g（后下）、厚朴 10g、苍术 15g、草果 10g、法半夏 9g、茯苓 15g、生大黄 5g（后下）、生黄芪 10g、葶苈子 10g、赤芍 10g。

服法：每日 1 ~ 2 剂，水煎服，每次 100 ~ 200ml，每日 2 ~ 4 次，口服或鼻饲。

（2）气营两燔证

临床表现：大热烦渴，喘憋气促，谵语神昏，视物错瞀，或发斑疹，或吐血、衄血，或四肢抽搐。舌绛少苔或无苔，脉沉细数，或浮大而数。

推荐处方：生石膏 30 ~ 60g（先煎）、知母 30g、生地 30 ~ 60g、

水牛角30g（先煎）、赤芍30g、玄参30g、连翘15g、丹皮15g、黄连6g、竹叶12g、葶苈子15g、生甘草6g。

服法：每日1剂，水煎服，先煎石膏、水牛角，后下诸药，每次100～200ml，每日2～4次，口服或鼻饲。

推荐中成药：喜炎平注射液、血必净注射液、热毒宁注射液、痰热清注射液、醒脑静注射液。功效相近的药物根据个体情况可选择一种，也可根据临床症状联合使用两种。中药注射剂可与中药汤剂联合使用。

5. 危重型（内闭外脱证）

临床表现：呼吸困难、动辄气喘或需要机械通气，伴神昏，烦躁，汗出肢冷，舌质紫暗，苔厚腻或燥，脉浮大无根。

推荐处方：人参15g、黑顺片10g（先煎）、山茱萸15g，送服苏合香丸或安宫牛黄丸。

推荐中成药：血必净注射液、热毒宁注射液、痰热清注射液、醒脑静注射液、参附注射液、生脉注射液、参麦注射液。功效相近的药物根据个体情况可选择一种，也可根据临床症状联合使用两种。中药注射剂可与中药汤剂联合使用。

中药注射剂的使用应遵照药品说明书从小剂量开始、逐步辨证调整的原则，推荐用法如下。

（1）病毒感染或合并轻度细菌感染：0.9%氯化钠注射液250ml加喜炎平注射液100mg，每日2次，静脉滴注；或0.9%氯化钠注射液250ml加热毒宁注射液20ml；或0.9%氯化钠注射液250ml加痰热清注射液40ml，每日2次，静脉滴注。

（2）高热伴意识障碍：0.9%氯化钠注射液250ml加醒脑静注射液20ml，每日2次，静脉滴注。

（3）全身炎症反应综合征或/和多脏器功能衰竭：0.9%氯化钠注射液250ml加血必净注射液100ml，每日2次，静脉滴注。

（4）免疫抑制：0.9%氯化钠注射液250ml加参麦注射液100ml，每日2次，静脉滴注。

（5）休克：0.9%氯化钠注射液250ml加参附注射液100ml，每日2次，静脉滴注。

6. 恢复期

（1）肺脾气虚证

临床表现：气短，倦怠乏力，纳差呕恶，痞满，大便无力，便溏不爽。舌淡胖，苔白腻。

推荐处方：法半夏9g、陈皮10g、党参15g、炙黄芪30g、炒白术10g、茯苓15g、藿香10g、砂仁6g（后下）、甘草6g。

服法：每日1剂，水煎400ml，分2次服用，早晚各1次。

（2）气阴两虚证

临床表现：乏力，气短，口干，口渴，心悸，汗多，纳差，低热或不热，干咳少痰。舌干少津，脉细或虚无力。

推荐处方：南北沙参各10g、麦冬15g、西洋参6g、五味子6g、生石膏15g、淡竹叶10g、桑叶10g、芦根15g、丹参15g、生甘草6g。

服法：每日1剂，水煎400ml，分2次服用，早晚各1次。

三、典型病例

临床医生因自己的生活阅历、知识结构、当地药材等差异，针对同一个患者，即使在病机上观点一致，也可能用不同的中药方剂；至于药物加减更是千变万化。以下内容是笔者结合临床实际进行典型病例的剖析，希望对临床医生起到抛砖引玉的作用。

【病例1】　患者刘某，女，43岁。入院时间：2020年1月28日。

1. **主诉**　咳嗽、周身肌肉酸痛7天。

2. **现病史**　7天前开始出现咳嗽，干咳，伴周身肌肉酸痛，活动后胸闷气短，纳差，无胸痛，无腹胀、腹痛、腹泻。至医院查血常规提示白细胞偏低（具体不详）。1月25日胸部CT提示右肺上叶阴影，自服左氧氟沙星0.5g，每日1次，阿比多尔0.2g，每日3次，连花清瘟颗粒1袋，每日3次，症状未见明显减轻，后收入院。

3. **体格检查**　T 36.6℃，P 70次/分，R 20次/分，BP 110/70mmHg。

4. **辅助检查**

（1）血常规：白细胞 $3.44 \times 10^9/L$，淋巴细胞 $1.26 \times 10^9/L$，余基本正常。

（2）炎症标志物：CRP 6.0mg/L；PCT 0.022ng/ml；血清淀粉样蛋白A 18.55mg/L。

（3）血气分析：pH 7.47，PaO_2 113mmHg，$PaCO_2$ 43mmHg，BE 6.7mmol/L。

（4）影像学检查：胸部CT示右肺上叶后段渗出（图3-3-1）。

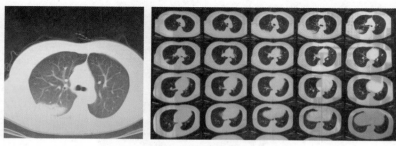

图3-3-1　胸部CT影像

5. 诊断

（1）中医：疫病

（2）西医：病毒性肺炎

6. 治疗方案

（1）西医治疗

1）抗病毒：利巴韦林注射液0.3g，每12小时1次，静脉滴注；阿比多尔0.2g，每日3次，口服；奥司他韦1粒，每日2次，口服。

2）抗感染：莫西沙星注射液400mg，每日1次，静脉滴注。

3）其他：乙酰半胱氨酸、奥美拉唑等对症支持治疗。

（2）中医四诊（1月29日）

1）望诊：面色偏黄，少华，倦怠，舌紫暗，苔薄腻，舌象见图3-3-2。

2）闻诊：无特殊。

3）问诊：咳嗽，干咳为主，周身酸痛乏力，无发热畏寒，间有汗出，活动后气短，纳差，无腹胀、腹痛，睡眠欠佳，小便正常，大便不成形。

4）切诊：脉沉弦略数。

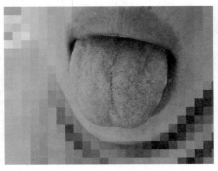

图3-3-2　1月29日舌象

中药处方：荆芥10g、炒苍术10g、麻黄10g、藁本10g、苦杏仁10g、佩兰10g、葛根15g、红曲小包2包、炒六神曲15g、羌活6g、薏苡仁20g、炙甘草6g。

（3）四诊变化（1月30日）

1）望诊：面色偏黄，少华，倦怠，舌象见图3-3-3。

2）闻诊：无特殊。

3）问诊：30日出现偶有心悸，余症状大致同前。

4）切诊：脉弦略数。

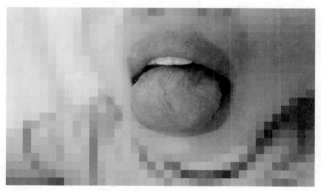

图3-3-3 1月30日舌象

1月30日下午广东省中医院中医专家远程会诊讨论后考虑患者为邪在膜原，处方达原饮原方加减：槟榔15g、厚朴15g、草果仁10g、知母10g、白芍15g、黄芩15g、甘草10g、麻黄10g、石膏30g。

舌象：1月31日舌暗改善，尖已不红，苔薄腻，舌象见图3-3-4。2月1日舌苔黄腻，舌尖有瘀点，舌象见图3-3-5。

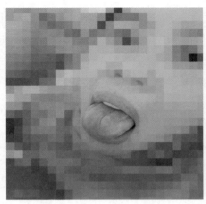

图3-3-4　1月31日舌象　　　　图3-3-5　2月1日舌象

笔者考虑该患者为湿热瘀肺，病位在肺与脾，调整处方如下：减少生石膏用量为15g，加滑石15g、枇杷叶15g、桃仁10g、泽兰10g。总体处方的治法是清热止咳、化湿活血，减少使用寒凉伤胃之品，固护脾胃后天之本。患者很快解除隔离出院。

【病例2】患者苏某某，男，79岁。入院时间：2020年1月28日。

1. **主诉**　发热1周，加重伴畏寒、全身乏力2天。

2. **现病史**　1月22日夜间开始出现发热，伴全身酸痛，无鼻塞流涕，无咽痛。次日就诊于武汉同济医院，行胸部CT提示"肺部多发散在高密度影"，给予口服"连花清瘟颗粒+奥司他韦+莫西沙星"治疗，症状改善不明显，其间间断出现轻度腹泻。近2日患者症状加重，高热，体温39℃，纳差，周身乏力加重，拟以"病毒性肺炎"收入院。

3. **辅助检查**

（1）血常规：白细胞 $3.04×10^9/L$（1月29日），$12.56×10^9/L$

88

（1月31日）；淋巴细胞 0.71×10^9/L（1月29日），0.46×10^9/L（1月31日）。余基本正常。

（2）炎症标志物：CRP 43.66mg/L（1月29日），29.73mg/L（1月31日）；血清淀粉样蛋白A 250.42mg/L。

（3）血气分析：pH 7.43，PaO_2 48mmHg，$PaCO_2$ 24mmHg，BE −6.2mmol/L。

（4）器官功能：①肾功能，Scr 170μmol/L（1月29日），152.4μmol/L（1月31日）。②心功能，肌钙蛋白正常，BNP 149pg/ml。③肝功能、凝血功能基本正常。

（5）胸部CT：见图3-3-6。

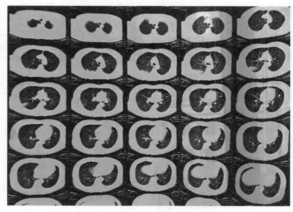

图3-3-6　胸部CT影像

4. **诊断**

（1）中医：疫病（中期　疫毒闭肺）

（2）西医：病毒性肺炎

急性呼吸窘迫综合征（中度）

呼吸衰竭（Ⅰ型）

心房颤动

急性肾损伤

高血压3级 高危组

5. 治疗方案

（1）西医

1）抗病毒：利巴韦林注射液0.3g，每12小时1次，静脉滴注。

2）抗感染：莫西沙星+头孢美唑。

3）抗炎：甲泼尼龙40mg，每日1次，静脉滴注，连用2日（30日、31日）。

4）其他：抗心衰治疗、PPI等对症支持治疗。

（2）中医四诊摘要（1月30日）

1）望诊：面色偏黄，倦怠，唇色发绀，舌象见图3-3-7。

2）闻诊：呼吸急促，余无特殊。

3）问诊：咳嗽，气促，高热，体温39.3℃，入院后体温单见图3-3-8，周身酸痛乏力，微畏寒，无汗出，纳差，腹胀，无腹痛，小便正常，2日未解大便。

4）切诊：脉弦。

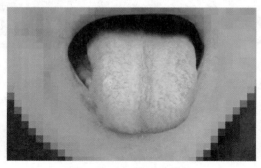

图3-3-7 1月30日舌象

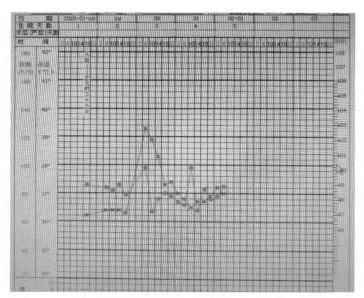

图3-3-8　入院体温单

该患者为疫病中期，疫毒闭肺，根据患者的具体情况拟定治疗方案如下。

中成药：血必净注射液50ml，每日1次，静脉滴注。

中药处方：杏仁10g、生石膏30g、瓜蒌30g、生大黄10g（后下）、麻黄5g、葶苈子10g、桃仁15g、草果5g、槟榔10g、苍术10g。

（3）中医四诊变化（1月31日）

1）望诊：面色偏黄，倦怠，唇色发绀，舌象见图3-3-9。

2）闻诊：呼吸急促，余无特殊。

3）问诊：热退，但气促仍明显，咳嗽，周身酸痛乏力，无畏寒，微汗出，纳差，腹胀，无腹痛，小便正常，解大便1次。

4）切诊：脉弦。

91

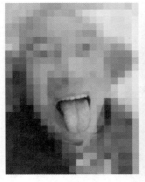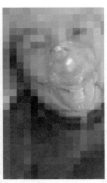

图 3-3-9　1 月 31 日舌象

（4）中医四诊变化（2 月 1 日）

1）望诊：面色偏黄，倦怠，唇色发绀，舌象见图 3-3-10。

2）闻诊：呼吸急促，余无特殊。

3）问诊：无发热，气促仍明显，咳嗽，周身乏力，无畏寒，无汗出，纳差，稍有腹胀，无腹痛，小便正常，大便昨日已解 1 次。

4）切诊：脉弦数。

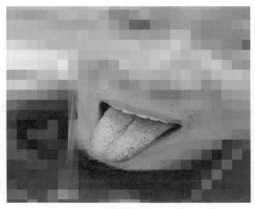

图 3-3-10　2 月 1 日舌象

经笔者会诊后认为目前患者的证候为肺脾气虚，湿热瘀阻。

调整处方如下：生黄芪30g、生白术10g、炙麻黄8g、杏仁12g、枇杷叶15g、厚朴12g、黄精12g、佩兰10g、桃仁10g、红花10g、白茅根25g、滑石30g、生槟榔5g、草果10g、焦三仙各10g。

患者经过调整治疗方案后很快脱离无创呼吸机，2次核酸检查阴性出院。

（杨道文）

第四节
新型冠状病毒肺炎的康复治疗

一、呼吸康复定义与适用范围

由欧洲呼吸学会和美国胸科协会在2013年提出呼吸康复的定义为：全面评估后根据患者具体情况来制定治疗方案的综合性干预措施；这些治疗包括但不限于运动训练、教育和行为改变，目的是改善慢性呼吸系统疾病患者的生理和心理状况，并促使其长期依从促进健康的行为。

二、新型冠状病毒肺炎患者呼吸康复须知

（一）呼吸康复的获益

在没有已知特异性疗法的情况下，临床管理和预后很大程度上取决于支持治疗的水平及对并发症的预防。呼吸康复对呼吸衰竭的重症患者（缩短插管时间、改善功能及预后）、多种慢性呼吸病患者（改善症状及生活质量）均可产生获益。在评估运动风险及适当监护下，开展呼吸康复是安全的。

（二）暂建议以临床试验方式谨慎开展

截至2020年2月，检索Pubmed、Cochrane数据库及Web of Science并无已发表的临床试验结果支持冠状病毒肺炎患者（包括SARS、MERS及COVID-19）从呼吸康复治疗中获益。在循证证据不足的现况下，建议以临床试验方式开展康复治疗。

（三）新型冠状病毒肺炎呼吸康复的安全性

新型冠状病毒传染性强。有文献报道胸部物理治疗可以让患者产生超过10μm直径的飞沫。暂时建议避免近距离接触患者，可采取远程医疗、授课视频或小册子的方式开展康复。曾有个案报道MERS患者于顺利拔管脱机、停止氧疗、核酸连测3日阴性后启动呼吸康复治疗。

在确保安全原则后，可开展呼吸康复治疗。以下所述康复目标及具体方案均来自于中国康复医学《2019新型冠状病毒肺炎呼吸康复指导意见（第一版）》原文。

三、呼吸康复治疗的目标

（一）短期目标（原则上2周内）

1. 提高通气效率。

2. 增加有效肺容量。

3. 改善氧合。

4. 减少呼吸做功，缓解呼吸困难。

5. 促进气道分泌物的清除。

6. 预防身心机能恶化和增强活动能力。

7. 预防深静脉血栓、皮肤压疮等并发症。

（二）长期目标

1. 重塑活动能力和健康。

2. 重返社会，回归工作岗位。

四、不同类型患者的康复治疗

（一）普通型患者住院期呼吸康复

1. 体位管理

（1）为减轻平卧体位对肺通气和灌注的不利影响，推荐非睡眠时间内可多采取靠坐位休息，如床头抬高60°。

（2）坐位或站立位时身体前倾，有助于膈肌活动，降低呼吸做功和增加肺容量。

（3）如有痰液潴留的问题，建议针对受累肺叶行体位引流（例如，疾病累及单侧肺时，健侧肺在下）。

（4）适当的体位有助于优化动脉血的氧合和通气/血流比例。

2. 气道清洁

（1）清洁气道时可采用深吸气阶段扩张的方法帮助排痰，以避免用力咳嗽，咳痰时应用密闭的塑料袋遮挡，避免造成病毒传播。

（2）避免使用震动排痰机震动排痰，以免造成血氧饱和度下降和心律失常的风险。

3. 呼吸控制训练

（1）体位：对出现呼吸困难卧床患者可在床上采取60°靠坐位，膝关节下垫一个枕头，保证膝关节屈曲，并略微高于髋关节的位置进行；可下床活动的患者可在坐位下进行。

（2）动作：放松肩、颈部辅助吸气肌，上肢进行支撑，经鼻缓慢吸气，经口缓慢呼气的下胸部扩张呼吸训练。

4. 活动及运动

（1）具备自主活动能力的患者，可在隔离病房内以尽量独立日常生活活动来保持运动功能。确定病情稳定时，也可设计坐起、起立、伸腰、抬腿、迈步等动作编排活动，分成小段进行以利于自我观察，每日活动时间争取累计在 1 小时以上，严格避免疲劳。所有活动应尽量在原地进行，不产生患者在病房内流动。

（2）无法站立的患者，可选择坐位/半卧位/卧位，在教育视频和小册子指导下进行握拳、举臂、踝泵、足跟后滑、抬腿、股四头肌及臀肌等长收缩等活动。

（二）重型/危重型患者的呼吸康复治疗

重型/危重型患者的呼吸康复治疗需在临床治疗团队共同讨论后进行指导。主要内容包括变换体位、活动时保证氧气充足，注意任何造成患者与呼吸机断离的呼吸康复治疗技术均应避免。重型/危重型患者有以下特殊问题。

1. **干咳**　不建议进行呼吸康复治疗。

2. **乏力**　通过视频、小册子指导患者合理变换体位，优化呼吸肌功能，减轻呼吸肌做功，同时为患者提供并指导能量节省技术。

3. **肺容量下降和肺不张**　可针对性选择改善症状的体位，如侧卧位、俯卧位。在不增加患者疲劳的情况下，鼓励适当活动。

4. **低氧血症**　患者在进行活动时需要监测血氧饱和度并保证给予充足的氧气，如 $SpO_2 < 88\%$，则需终止康复治疗。

5. **呼吸做功增加和呼吸困难**　放松技术、体位管理及呼吸控制技术。如有必要，终末期患者有必要接受姑息性药物治疗来缓解呼吸困难。

6. **分泌物潴留和排痰困难**　可应用体位引流、拍背等手法及振动排痰等技术，注意避免引起或加重支气管痉挛。

7. **运动能力和耐力下降**　卧床患者可在床上进行渐进性的肢体主动活动或器械被动活动。离床患者可在使用呼吸控制技术的帮助下，在床边行坐站转移和原地踏步等活动。所有活动以不引起血氧饱和度和血压下降为原则。

8. 合并肝肾功能损害 选择有利于膈肌活动的体位如半卧位，注意此类患者难以耐受头低位。

9. 贫血或凝血功能异常 在进行呼吸康复治疗前应检查血红蛋白和凝血功能指标，避免活动引起组织缺氧、出血等问题。

10. 血栓问题 对于卧床患者，可指导踝泵运动或使用弹力袜，以防止下肢深静脉血栓的发生。

（三）疑似/确诊轻症患者隔离期间呼吸康复

1. 能量节省技术

（1）通过教育视频和小册子学习能量节省技术。

（2）清洁气道时可采用呵气的方法帮助排痰，以避免用力咳嗽，咳痰时应用密闭的塑料袋遮挡，避免造成气溶胶播散。

2. 室内适量活动

（1）具备自主活动能力的患者，可在隔离室内以尽量独立日常生活活动来保持运动功能，分成小段进行以利于自我观察，每日活动时间争取累计在1小时以上，严格避免疲劳。

（2）无法站立的患者，可选择坐位/半卧位/卧位，在教育视频和小册子指导下，进行四肢及躯干的轻量活动。

（3）医学观察期间患者的病情存在加重风险，活动强度不宜超过非常轻微（<57%HRmax或上升<30%HRr）的有氧运动强度水平。

3. 心理干预

（1）存在焦虑抑郁倾向的患者可以通过自评量表，如PHQ-9和GAD-7快速评估，视情况寻求精神心理专业人士或心理热线的帮助。

（2）运用认知行为疗法，通过科普节目讲解新型冠状病毒肺炎的医疗知识、科学运动及综合康复措施的必要性等知识，帮助患者尽快过渡到配合治疗的心理承受阶段。

（3）规律作息，保持充足的睡眠。

（4）采取放松训练如冥想、催眠、音乐疗法等方式舒缓不良情绪。

（四）出院患者的呼吸康复

1. **加强防护** 鉴于即使是痊愈的患者，也不除外再感染的可能，因此，还是以加强防护为首要，遵守主管医师医疗观察的医嘱，同时注意预防感冒等其他感染性疾病。在此前提下，遵循呼吸康复的基本原则进行呼吸康复治疗。

2. **出院患者面临的可能功能障碍**

（1）针对轻症隔离及普通型出院患者，多数患者肺功能损害轻微或无持续残留的肺功能问题，且住院时间较短，产生身体功能障碍的可能性较小，此类患者出院后的康复目标主要以恢复体力适能和心理调整为主，方式以在康复专业人员指导下的居家康复为主；内容以循序渐进的有氧运动为主，以患者以往偏好的运动形式或尊重患者意愿和现实条件选择合适的运动形式，制定有氧运动处方，逐步恢复至发病前的活动能力水平，早日回归社会。

（2）针对重型/危重型出院患者，需要对存在肺功能损害的患者进行评估，制定长期的循序渐进的运动、心理、营养的综合的个性化呼吸康复方案。根据目前已有的关于SARS后出院患者的证据显示，全身虚弱、呼吸急促导致身体功能受限，肺功能表现为限制性通气障碍，与胸部CT的检查显示的肺纤维化改变一致，此改变可能持续存在，但此肺实质的改变不是运动能力受限的原因，呼吸肌的无力及周围肌肉的无力等原因则更与运动能力受限相关联，因此，针对危重症出院患者的评估需格外细致及有针对性。

3. 出院患者的呼吸康复评估内容

（1）康复评估目标：明确新冠肺炎患者出院后呼吸功能、躯体功能、日常生活功能及社会参与方面的障碍类型及严重程度，并为相应康复方案提供治疗框架。

（2）评估项目：应针对患者存在的功能障碍进行评估，包括但不限于以下项目。

1）体格检查（生命体征、呼吸系统体征、呼吸模式、有氧活动能力、呼吸肌力量、四肢肌力、关节活动度、肢体围度、营养状态）。

2）问卷量表（呼吸症状评估、肌骨症状评估、疼痛评分、平衡量表、活动功能评估、生活质量评估、营养状态评估及心理评估）。

3）辅助检查：以胸部影像学、肺功能及血液生化指标为基础，并根据实际条件及功能障碍类型安排膈肌超声、心肺运动功能测试、骨密度、肌肉核磁等辅助检查项目。

4. 呼吸康复干预措施

（1）患者教育

1）对病毒感染后出现的肺部病变的认识，尤其是重症患者出院后身体机能降低后可能出现的身体、心理改变进行提前宣教，可采用制作手册或视频的方式进行说明。内容包括指导患者定期复诊、注意事项、营养支持、氧疗、呼吸肌训练的意义、日常生活的节能方式等，提高患者对疾病知识的掌握度。

2）对于呼吸康复治疗的正确认识，了解呼吸康复的重要性，增加患者的依从性。内容包括呼吸康复对于患者出院后的作用介绍、呼吸康复的具体内容、呼吸康复所能产生的效果、呼吸康复中的注意事项等。

3）长期的健康生活方式教育，定期随访患者参与呼吸康复的情况，进展及收益等。

（2）呼吸训练：如果患者在出院后存在呼吸困难、排痰困难等症状，应在临床医疗处理的基础上针对性安排以下训练。

1）呼吸模式训练：包括体位管理、调整呼吸节奏、胸廓活动度训练、调动呼吸肌群参与等技术。

2）吸气肌训练：如存在吸气肌功能障碍建议进行吸气肌训练，利用呼吸训练器，采用30%～50%MIP负荷，7次/周，30吸/次，每吸间隔不少于6秒。

3）排痰训练：在清洁气道时可采用呵气的方法帮助排痰，以减少咳嗽耗能；还可使用振动正压通气（OPEP）等器械辅助。

（3）运动处方

1）有氧运动：有氧运动采用FITT（Frequency频率、Intensity强度、Time时间、Type类型）原则制定运动处方。

F频率：3～5次/周。

I强度：根据患者心肺运动功能循序渐进地调整运动强度，可从非常低强度（运动中心率<57%或心率上升<30%HRr或RPE<9/20）→低强度（运动中心率57%～63%HRmax或心率上升30%～39%HRr或RPE9～11/20）→中等强度（运动中心率64%～76%HRmax或心率上升40%～59%HRr或RPE12～14/20）。

T时间：10～30分钟/次，前3分钟为热身阶段，最后5分钟为整理阶段，为运动中强度的30%～40%（若采用间歇运动形式，计算累计的运动时间）。

T类型：持续或间歇的原地踏步、室内/外步行、室内/外踏车、太极等中国传统操等。

2）力量训练：力量训练推荐使用渐进抗阻法训练，每个目标肌群的训练频率是2～3次/周，负荷为8～12RM（即每组重复8～12个动作），1～3组/次。

3）平衡训练：合并平衡功能障碍的患者，应予以介入平衡训练，如康复治疗师指导下的徒手平衡训练、平衡训练仪等。

4）注意事项

疼痛：当患者存在肌肉骨骼系统的疼痛症状时，应酌情调整运动处方。

乏力：对于轻症出院后患者，可以在监测血氧的情况下循序渐进地增加活动强度到中等强度，对于重症患者，建议强度调整的周期应更长。

气促：运动过程前后及整个过程中需强化血氧及症状监测，出现气短、喘憋、胸闷等症状时需要了解患者的血氧饱和度水平，小于93%时应终止活动。

（4）ADL干预

1）基础日常生活活动能力干预（出院后2～4周）：对于轻症出院后患者，在出院后2周内，主要康复焦点集中在对转移、修饰、如厕、洗澡等日常活动能力进行评估，评定的重点在于了解在进行这些日常活动时是否存在疼痛、呼吸困难及力弱等因素而导致的日常活动能力障碍，并针对性地予以康复治疗。

针对ICU重症治疗期间因卧床制动等因素产生的挛缩、软组织损伤导致的疼痛以及关节活动受限的问题，可以通过药物、物理因子、支具及牵伸等方法进行综合治疗。

对于肢体力弱导致的基础日常活动障碍，可以通过以力量训练及作业治疗训练的方式进行干预。

对于呼吸困难而导致该日常生活活动障碍，需要综合考虑患者呼吸功能、有氧活动能力、肢体力量等因素，可以考虑对患者进行节能技术训练或者节能辅助具代偿的方式进行干预。

2）工具性日常生活活动能力干预（出院后4周以上）：对于轻症及重症出院后患者，出院1个月以后需要关注社会参与度等较高级别日常活动能力，所以建议对运动工具性日常活动能力进行评定，并采取针对性治疗，工具性日常活动能力主要包括购物、外出活动、食物烹调、家务活动、洗衣服、服用药物、通讯设备使用、财务处理能力等内容。

需综合考虑患者在完成这些活动时的心理及躯体功能，通过模拟实际场景的方式进行训练，寻找出任务参与的障碍点，建议在作业治疗师指导下进行有针对性的干预。

（5）心理重建：新冠肺炎不仅是一种疾病，也是一种群体灾难性事件，因此将给患者带来长期的心理压力。在康复评估和治疗的期间，需注意识别患者的不良心理状态，如创伤后再体验、回避、麻木、警觉、焦虑、抑郁、失眠等表现。

请注意，康复专业人员在发现患者存在心理问题时，可应用康复专业技术或经过正规培训获得的临床心理知识，在心理干预中起协助作用，而不是替代心理专业人员的作用。一旦发现患者不良心理状态有恶化的迹象，积极报告主管医疗团队，协同引导患者接受精神卫生专业人员的援助。

（五）康复人员可协调或帮助解决的其他问题

1. **消化道受累**　因部分新冠肺炎患者合并消化道症状，由临床医师评估是否需补液及对症治疗。可于卧床期间断做提肛和收缩腹肌动作，提高腹部的血液循环。

2. **情绪问题**　建议接受心理专业人员的评估，在缺少心理专业人员的情况下，应用以上评估项目推荐的情绪量表或应用自评量表如PHQ-9和GAD-7，对患者自身存在的心理障碍的类型与程度进行快速评估或筛查。主要运用康复治疗技术，如作业疗法及运动休闲活动产生的愉悦效应及转移注意力的技巧，达到调整情绪、疏解压力的目的。注意慎用让患者重复叙述创伤经历的方法，以免造成患者的重复伤害。

3. **认知问题**　运用认知行为疗法等方法，例如，通过科普节目或心理热线讲解新型冠状病毒肺炎的医疗知识、科学运动及综合康复措施的必要性等，合理化患者混乱或歪曲的理念，助其尽快过渡到配合康复方案的心理承受阶段。

4. **人际问题**　协同专业团队，正面引导者认识自我重塑的活动能力及社会身份，减轻他们的羞辱感和被歧视感，助其重新回归社会和工作。

5. **睡眠问题**　维持正常的规律作息，保持充足的睡眠。放松训练如冥想、催眠、音乐疗法、瑜伽、气功、太极等运动能够舒缓负性情绪，从而使机体保持平衡与稳定。

6. **营养支持**　对于重症、长期卧床、合并多种基础疾病的患者，应注意感染后的营养不良风险，这些问题可以影响患者的功能水平。如发现营养不良问题，应协同医疗团队请求营养专家的营养学评估，经评估发现营养不良状态的患者，需要遵照营养专家的建议调整膳食方案。

五、已发表的康复指导方案

截至2020年2月，已发表的康复指导方案包括中国康复医学会与中华医学会联合编写《2019新型冠状病毒肺炎呼吸康复指导意见（第一版）》及广州医科大学附属第一医院广州呼吸健康研究院《新型冠状病毒肺炎患者4S呼吸康复指引》。

（曲木诗玮）

第五节
新型冠状病毒感染患者的护理

一、临床护理

（一）轻型/普通型患者的护理

轻型、普通型新型冠状病毒肺炎常具有自限性，以发热、乏力、干咳为主要临床表现。少数患者伴有鼻塞、流涕、咽痛、肌痛和腹泻等症状。轻型患者可仅表现为低热、轻微乏力等，无肺炎表现。

1. 一般护理措施 为患者提供安静、舒适的病室环境，保持室内空气清新、洁净，注意通风。维持合适的室温（18～20℃）和湿度（50%～60%）。疾病进展过程中指导患者卧床休息，恢复期应指导患者适当活动；加强支持治疗，保证充足的热量摄入；密切监测生命体征、指氧饱和度及全身症状，如全身肌肉疼痛、乏力、食欲下降等；观察患者咳嗽、咳痰、胸闷、呼吸困难及发绀情况。

2. 常见症状护理

（1）发热的护理

1）轻型新型冠状病毒肺炎患者多以低热为主。护理过程中应注意评估发热的过程、热型、持续时间、伴随症状。根据病情确定体温测量的间隔时间。

2）采取有效的降温措施，通常首选物理降温方法，如用冰帽、冰袋冷敷头部或大动脉走行处；对部分高热、烦躁的患者可用25%～50%的酒精擦浴；对高热伴寒战、肢端厥冷的患者采用32～35℃的温水擦浴。降温时应注意：冷敷时，避免持续长时间冰敷在同一部位，以防局部冻伤。注意周围循环情况，如脉搏细速、面色苍白、四肢厥冷的患者，禁用冷敷和酒精。全身发疹或有出血倾向的患者禁用酒精擦浴。应用药物降温时，注意不可在短时间内将体温降得过低，以免大汗导致虚脱。实施物理或化学降温后，评价降温的效果，观察降温过程中患者有无虚脱等不适出现。

3）发热患者应注意休息，部分高热患者应绝对卧床休息，以降低耗氧量。每天应保证足够的热量和液体的摄入。可给予高热量、高蛋白、高维生素、易消化的流质或半流质食物，保证2000ml/d液体的摄入，以维持水电解质的平衡。必要时遵医嘱静脉输液，以补充水分。

4）发热患者易并发口腔感染，应指导并协助患者在餐前、餐后、睡前漱口。病情严重或昏迷的患者，给予特殊口腔护理。高热患者大量出汗后，应及时用温水擦拭，更换浸湿的床单、被褥和衣裤，以保持皮肤的清洁、干燥，使患者舒适，防止皮肤继发感染。病情严重或昏迷的患者，应协助其改变体位，防止出现压疮。

（2）咳嗽的护理

1）新型冠状病毒肺炎患者以干咳为主要表现，干咳是指无痰或痰量甚少的咳嗽。护理过程中应注意评估咳嗽发生的急缓、性质、出现及持续时间、伴随症状（如胸痛等）、患者是否因咳嗽导致不适或其他并发症，如气胸、严重骨质疏松的老年患者可因剧烈咳嗽导致肋骨骨折等并发症。使患者保持舒适体位，可采取坐位或半坐位，有助于改善呼吸困难的症状。

2）对于无心、肾功能障碍的部分痰液较多的患者，应给予充足的水分，每天饮水量为1.5～2L，有利于呼吸道黏膜的湿润，使痰液稀释以促进排痰。同时还可指导患者采用深呼吸、有效咳嗽、胸部叩击、体位引流和机械吸痰等胸部物理治疗措施，以促进有效排痰。必要时，遵医嘱给予镇咳、化痰药物治疗。患者咳嗽时间较长时可增加能量消耗，应给予足够热量的饮食。适当增加蛋白质和维生素，尤其是维生素C及维生素E的摄入；避免进食油腻、辛辣刺激的食物。

（3）腹泻的护理

1）新型冠状病毒感染时，部分患者以腹泻为主要症状。腹泻是指排便次数多于平日习惯的频数，粪质稀薄。患者出现腹泻症状时，应注意评估腹泻发生的时间、病程的长短；粪便的性状、气味和颜色，排便的次数和量；有无腹痛及疼痛的程度和部位；有无口渴、疲乏无力等失水的表现。此外，还应注意观察患者的神志、尿量、皮肤弹性等。

2）患者出现腹泻时，应给予少渣、易消化饮食，避免进食生冷、多纤维、味道浓烈的刺激性食物。必要时，遵医嘱给予禁食、流质、半流质或软食。注意腹部保暖，以减弱肠道运动，减少排便次数，并有利于腹痛等症状的减轻。应用止泻药时注意观察患者的排便情况，如腹泻得到控制应及时停药。应用解痉镇痛药如阿托品时，注意口干、视物模糊、心动过速等药物不良反应。排便频繁时，因粪便的刺激，可使肛周皮肤损伤，引起皮肤糜烂及感染，排便后应用温水清洗肛周，保持肛周清洁干燥，涂无菌凡士林或抗生素软膏以保护肛周皮肤，促进损伤处愈合。

3）严重腹泻可引起脱水、电解质紊乱，甚至休克。应严密监测患者生命体征、神志、尿量的变化；有无口渴、口唇干燥、皮肤弹性下降、尿量减少、神志淡漠等脱水表现；有无肌肉无力、腹胀、肠鸣音减弱、心律失常等低钾血症的表现；监测血生化指标的变化。及时遵医嘱给予液体、电解质、营养物质，以满足患者的生理需要量，补充额外丢失量，恢复和维持血容量。一般可经口服补液，严重腹泻、伴恶心与呕吐、禁食或全身症状显著者经静脉补充水分和电解质。注意输液速度的调节。

（二）重型/危重型患者的护理

1. 呼吸支持治疗患者的护理

（1）鼻导管给氧或经鼻高流量给氧的护理

1）注意观察氧疗效果，如吸氧后呼吸困难缓解、发绀减轻、心率减慢，表示氧疗有效。

2）注意事项：输送氧气的导管、面罩、气管导管等保持清洁与通畅，定时更换。

3）鼻导管给氧或经鼻高流量氧疗，可以在鼻导管外面戴一层外科口罩或面罩，减少病毒气溶胶的扩散（图3-5-1）；有条件者选择气密面罩或加用空气帐篷。

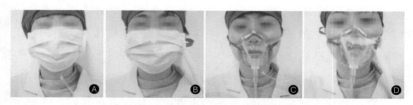

图3-5-1 鼻导管给氧或经鼻高流量氧疗时加戴口罩或普通面罩

注：图A为鼻导管吸氧加戴外科口罩，图B为经鼻高流量氧疗加戴外科口罩，图C为鼻导管吸氧加戴普通面罩，图D为经鼻高流量氧疗加戴普通面罩。

（2）无创通气患者的护理

1）尽量在负压单间病房进行治疗，并减少医护人员的出入。

2）尽量采用双臂回路呼吸机并增加病毒/细菌过滤器，建议采用一次性管路。注意无创通气使用呼气阀时，漏气孔勿对向操作者。

3）上机顺序建议为先戴好面罩，再开机；摘下面罩前先停呼吸机。

4）无创通气需要患者的合作才能达到治疗效果，患者教育的内容包括：知晓治疗的作用和目的；掌握连接和拆除的方法；了解治疗过程中可能出现的各种感觉和症状；无创通气治疗过程中可能出现的问题及相应措施；指导患者有规律地放松呼吸，以便与呼吸机协调；鼓励患者主动排痰并指导咳痰的方法；嘱咐患者（或家属）如出现不适应及时告诉医护人员。

5）连接方式正确，协助患者摆好体位，选择好给氧的通路；选择适合患者脸形的面罩并正确置于患者面部，鼓励患者扶持面罩，用头带将面罩固定；调整好面罩的位置和固定带的松紧度，使之佩戴舒适且漏气量最小；对于自理能力较强的患者，应鼓励其自己掌握佩戴和拆除面罩的方法。

6）密切监测病情，注意监测患者的意识、生命体征、血气分析结果等。注意监测通气参数，呼吸机参数的设置是否合适，是否有漏气以及人机同步性等。

7）应注意以下并发症的预防。①口咽干燥：在用无创通气治疗过程中要协助患者定时饮水，严重者可使用加温湿化器。②面罩压迫和鼻梁皮肤损伤：在鼻梁上贴保护膜和使用额垫以降低鼻梁皮肤损伤的风险。③胃胀气：患者出现明显胃胀气时，可留置胃管进行持续开放式或负压吸引进行胃肠减压。④误吸：无创通气治疗应避免饱餐后使用，协助患者取半卧位并按医嘱使用促进胃动力的药物。⑤排痰障碍：应鼓励患者定时主动咳嗽排痰，必要时经鼻导管吸痰或用纤维支气管镜吸痰。⑥漏气：经常检查是否存在漏气并及时调整面罩的位置和固定带的张力，以避免明显漏气。

（3）有创通气患者的护理

1）人工气道建立：按三级防护标准佩戴防护装置，尽量在负压病房内操作，有条件者可使用动力型空气净化器。主张在充分镇静镇痛的前提下实施快速气管插管，以减少患者呛咳和飞沫扩散。人工气道的吸痰操作，强烈建议选择密闭式吸痰器进行吸痰；按需吸痰。每次吸痰时间以<15秒为佳，吸痰时负压应维持在80～150mmHg之间，密闭吸痰管应每24小时更换1次；除非必要，一般不建议常规使用支气管镜进行吸痰。如进行支气管镜吸痰，必须使用三通接头，避免操作过程中呼吸回路断开。

2）有创呼吸机回路管理：尤其应注意避免呼吸机回路的断开。如需断开呼吸机回路，断开前需预充纯氧2分钟，之后设置呼吸机待机状态，短暂夹闭人工气道后断开呼吸机回路。使用一次性呼吸机回路时，当管路破损或污染时应立即更换；分别在吸气、呼气支与呼吸机连接处安放细菌/病毒过滤器，过滤器潮湿或呼气阻力增加时应及时更换；尽可能使用具有伺服加热功能的呼吸机回路；湿化罐具有自动加水的功能。积水杯垂直向下放置并位于管路最低处；倾倒杯内冷凝水时动作轻柔，以减少气溶胶的产生。呼吸机回路冷凝水及一次性回路均按感染性医疗废物处理，双层医疗废物袋盛装3/4容量，分别鹅颈结式分层封扎，放入医疗废物专用箱，用红色胶带封箱，箱体外用含有效氯1000mg/L的消毒剂喷洒，贴标签（标示单位、产生部门、产生日期、类别）并标注"新型冠状病毒肺炎"。

3）传感器、呼气阀清洁及消毒：大部分呼吸机传感器和呼气阀可采用75%酒精溶液浸泡消毒。

（4）雾化吸入患者的护理

1）对于疑似或确诊新型冠状病毒感染患者实施雾化治疗是一项高风险操作，需要严格佩戴个人防护设备。

2）应尽量避免使用小容量雾化器（small volume nebulizer，SVN）雾化治疗，如需使用SVN时，首选咬嘴接口。

3）对于机械通气的患者建议首选振动筛孔雾化器，使用带雾化功能的呼吸机，呼气端加用过滤器。如果没有，可以使用干粉吸入器（dry power inhaler，DPI）或者定量吸入器（metered-dose inhaler，MDI）+储雾罐，储雾罐注意单人使用。

4）雾化器及连接装置要求单人使用，按医疗废物处理。

（5）ECMO治疗患者的护理

1）环境要求：ECMO实施需要ICU环境清洁，空气流通，定时空气、物表消毒。

2）医护配合：一旦确定要进行ECMO治疗，即需要争分夺秒地进行准备工作，根据科室制定的ECMO准备核查单以最快的速度做好患者、环境及物品准备，并协助医生进行置管、启动ECMO，最大限度地缩短严重低氧的时间、减轻严重缺氧对全身各个脏器组织的损伤。

3）预防感染：严格无菌操作；每班评估穿刺部位，必要时更换敷料；每日进行管路评估，严格执行相关措施以预防呼吸机相关性肺炎、导管相关血流感染、尿管相关感染；密切监测体温和相关指标的变化，遵医嘱予血、尿、痰培养；根据结果及时调整抗生素的使用。

4）监测护理：监测ECMO运转情况，监测血流量及压力变化；妥善固定管路，减少对管路的操作，以避免出血及空气进入；长期的肝素化和气管插管易使口鼻腔黏膜出血，要经常对上述部位进行清洗。准确进行抗凝治疗，监测抗凝指标并调整抗凝方案；密切监测穿刺部位、气道、口鼻腔、消化道、泌尿系等有无出血情况；严密监测患者意识状态，避免脑出血；观察膜肺内有无血栓形成，是否影响膜肺功能；加强气道管理，加强翻身、拍背、吸痰，预防压力性损伤。

2. 循环支持治疗患者的护理

（1）应密切观察患者意识、皮肤情况、毛细血管充盈时间、血压、尿量及血乳酸水平等，以便早期识别休克。

（2）一旦发生休克，立即配合医生按休克治疗原则处理。有条件的情况下先密切配合医生快速完成液体复苏，改善微循环。

（3）使用血管活性药物时，应严密观察用药后患者病情变化，根据医嘱及时进行调整。

（4）配合医生，必要时进行血流动力学监测的建立和维护。

（5）准确记录24小时出入量，为治疗方案提供准确依据。

（三）孕产妇患者的护理

孕产妇是非常特殊的人群，为新型冠状病毒的易感人群。由于孕期母体的生理性变化，例如，血流动力学改变，呼吸代偿能力减弱，易发生病毒播散而出现严重并发症，进一步发展为以 ARDS 为主的多脏器功能障碍，甚至发生多脏器功能衰竭，因此护理过程中应严密、动态观察病情变化，做好急救准备，保证各种急救物品、药品处于完好备用状态。特别是终止妊娠后72小时内病情可迅速加重（最快3小时内，多在24小时内）。可表现为：突然发热甚至高热、呼吸困难、指氧饱和度迅速下降，严重者快速进展为急性呼吸窘迫综合征、休克等。此时，护理人员应严密观察患者病情变化，必要时遵医嘱给予相应的抢救措施。

由于胎儿氧储备量低，严重缺氧时可导致宫缩，引起胎儿窒息和早产，对母亲和胎儿会造成灾难性影响。孕期母体氧耗增加，呼吸代偿功能下降，氧疗的目标认为要保持孕妇 $PaO_2>70mmHg$，$SpO_2 \geqslant 92\% \sim 95\%$。合并低氧血症或休克患者应立即给予氧疗，供氧方式可依据患者情况，选择鼻导管、面罩、高流量氧疗或无创、有创机械通气，甚至 ECMO 治疗，以维持孕妇的氧合状态。

对孕产妇的护理过程中还应重视产科的评估与护理。孕期妇女定时监测胎动及胎心情况，每日至少数 2 次胎动，胎心出现异常时应及时给予持续胎心监护，床旁超声评估胎儿发育情况。新型冠状病毒感染不是终止妊娠的指征，终止妊娠时机宜个体化，综合考虑孕妇的疾病状况、孕周及胎儿情况。有终止妊娠指征时，在治疗的同时可考虑积极终止妊娠。已经实施剖宫产或引产的产妇，需要观察子宫的硬度、宫底的高度、伤口有无渗血、阴道有无流血及恶露情况，产后给予患者益母草促进宫缩。尚不确定母乳中是否有新型冠状病毒，因此对于疑似或已确诊新型冠状病毒感染孕妇的新生儿，暂不推荐母乳喂养。但建议定期挤出乳汁，保证泌乳，直至排除或治愈新型冠状病毒感染后方可母乳喂养。必要时可予芒硝外敷帮助回乳。

孕产妇在用药过程中应遵循母儿安全用药原则，无任何不适症状、无CT结果者，不用药。对有发热、咳嗽等呼吸道症状者，但非疑似感染者，或有一些与病毒感染无关的症状，如阴道流血、先兆流产、腹痛不排除其他系统炎症者，首选头孢菌素类或大环内酯类药物，以上两类药物均为妊娠安全等级B类药物。对有呼吸道症状，使用抗生素治疗无效者，产后暂时不建议母乳喂养，抗生素多选择莫西沙星，产后抗病毒治疗需要慎重，利巴韦林等药物不良反应较大。

新型冠状病毒感染的孕妇可因担心自己和胎儿，面临着胎儿生命取舍的艰难抉择，容易焦虑和抑郁。护士要耐心做好心理疏导，告知患者现有的先进医疗设备，有能够缓解症状且安全的药物，增强患者战胜疾病的信心；尊重患者的选择，可采用书写表达的方法进行情绪宣泄，帮助患者越过舍弃胎儿的心理障碍。可以给患者听舒缓的音乐，缓解其焦虑情绪。

（四）儿童患者的护理

从目前收治的儿童病例情况来看，多数临床表现相对较轻，可无发热或肺炎表现，预后良好，多在 1~2 周内恢复，部分儿童病例或可进展为下呼吸道感染。因此，轻症新型冠状病毒肺炎患儿护理可依据成人轻症患者的护理措施。一旦病情进展为重症，可依据成人重症患者的护理措施给予对症处理。

对于新生儿病房，应加强家长教育。使其了解新型冠状病毒感染的防护知识，知晓新生儿居家隔离措施、家庭护理及观察要点。在新型冠状病毒感染流行期间，暂停新生儿病房探视和送母乳或捐赠母乳等事宜。特殊情况时需要签署告知书或需要办理出院的家长，须经医院统一监测排查后方可办理，且仅允许1名家长与新生儿科医务人员接触。

减少感染暴露的机会。疾病流行地区儿童应避免乘坐公共交通工具、去人群密集或空气流通差的公共场所，如去时需佩戴口罩。不要接触和食用野生动物；避免前往售卖活体动物的市场。

加强暴露儿童的监测。对有新型冠状病毒感染者密切接触史的儿童需监测体温和临床症状，一旦发现异常需及时去指定医院排查；对于新生儿，若其母亲确诊为新型冠状病毒感染，新生儿必须进行病原学检测，根据病情实施病房隔离或居家隔离观察。

做好居家隔离措施宣教。传染源是新型冠状病毒感染者，根据患儿病情轻重，在医务人员指导下进行居家隔离观察或指定医院收治。居家隔离患儿尽量单间居住，减少与共同居住者的接触机会，居室保持通风，患儿使用后的物品做好必要的清洁和消毒工作；照顾患儿者应佩戴口罩，口罩使用后应妥善处理。

加强患儿心理护理。心理疏导对病情恢复有重要作用；如果患儿（尤其是年长儿）出现情绪不稳、恐惧或有心理障碍时，需要积极予以心理干预及心理治疗。

（五）患者的用药护理

对于新型冠状病毒感染，目前没有确定有效的抗病毒药物治疗方案，且目前抗病毒药物均未对孕妇、围产期、儿童进行药物临床试验，因此临床特殊人群用药需要严格慎重。临床可试用α-干扰素雾化吸入（成人每次500万或相当剂量，加入灭菌注射用水2ml，每日2次）、洛匹那韦/利托那韦（200mg/50mg/粒）每次2粒，每日2次，或可加用利巴韦林（500毫克/次，每日2~3次静脉输注）。注意洛匹那韦/利托那韦相关腹泻、恶心、呕吐、肝功能损害等不良反应；利巴韦林在使用过程中注意足量、足疗程应用，不轻易减量或停药，使用过程中注意皮疹、休克等不良反应，用药1周以上时应定期复查血常规及肝肾功能。避免盲目或不恰当使用抗菌药物，尤其是联合使用广谱抗菌药物，可根据药敏结果选用针对性的抗菌药物。在使用过程中，注意观察疗效和不良反应。应用头孢菌素类抗生素时可出现发热、皮疹、胃肠道不适的不良反应；喹诺酮类药物偶见皮疹、恶心等不良反应；氨基糖苷类抗生素有肾毒性、耳毒性，老年人或肾功能减退者应特别注意有无耳鸣、头晕、唇舌发麻等不良反应，患者一旦出现严重不良反应，应及时与医生沟通，并给予相应处理。

新型冠状病毒肺炎患者慎用糖皮质激素，严禁使用糖皮质激素退热。对于新型冠状病毒感染前因自身免疫病、肾病综合征、支气管哮喘等基础病已经规律使用糖皮质激素的患者，经专科会诊后可继续使用。对于部分使用糖皮质激素的患者，使用剂量应该结合患者基础病和感染严重程度个体化使用。对于新型冠状病毒感染前因各种原因（如睡眠呼吸障碍、慢性肺动脉高压、间质性肺疾病、尘肺等）已经存在低氧血症，糖皮质激素的适应证掌握应该更加严格。在使用糖皮质激素治疗过程中应严密观察药物的作用及不良反应，注意监测血压、血糖、电解质的动态变化，监测有无继发感染的征象，保持皮肤、口腔及会阴部位的清洁。

此外，患者在治疗过程中的各种用药，应注意有无药物的相互作用，必要时定期监测血药浓度。特殊患者在用药过程中应遵循相应的原则，如孕产妇、儿童在用药过程中应遵循母儿安全用药原则，老年人在用药过程中应注意多种慢性病并存过程中药物的相互作用，以及由于肝肾功能不全所导致的药物代谢问题。

（六）中医中药的护理

用药护理是中医护理的重要内容，在护理工作中，医护人员应掌握给药的途径和方法，使其更好地发挥药物疗效，提高治疗效果。

1. 服药方法

（1）给药时间：给药时间是中医给药规则的重要内容。中医强调不同的药物不同的病证，应选择不同的时间给药。给药时间应在人体生命节律的基础上，根据不同的治疗目的和药物的作用及脏腑的四时特点，选择符合生命节律的给药时间，以提高药物的治疗效果。

（2）服药温度：指中药汤剂的药液温度，有温服、热服、冷服之分。

1）温服：一般汤剂均宜温服，因过冷或过热均会对胃肠道产生不良刺激。

2）热服：寒证宜热药热服，属"寒者热之"。回阳补益药、发汗解表药、活血化瘀药、透疹药等宜热服。

3）冷服：热证宜寒药冷服，属"热者寒之"。止血、收敛、清热、解毒、祛暑等汤剂宜冷服。

（3）服药剂量：每日1剂，视病情2~3次分服，每次200~250ml。病情急重者，可每隔4小时左右服1次，昼夜不停，使药力持续，有利于顿挫病势。应用药力较强的药，如发汗药、泻下药，服药应中病即止，以得汗、得下为度，不必尽剂，以免汗、下太过，损伤正气。呕吐患者宜小量频服，小儿等特殊患者根据病情需要可浓煎顿服。

2. **服药护理** 服药后，应注意观察药物反应，特别是峻烈的药物，初服后更应注意。不同患者和药物，在护理上有不同的要求。

（1）服解表药后应多饮热开水、热汤或稀粥，以助药力、助发汗。仔细观察患者的出汗情况，注意避风寒。服药期间，饮食宜清淡，忌食生冷、油腻及酸性食物。

（2）滋补药一般宜在饭前空腹服，以利药物吸收，但急症除外。

（3）服药期间忌食辛辣、油腻、生冷和纤维素多的食物及萝卜、莱菔子、茶叶等。

（4）服泻下药应中病即止，不宜过剂，凡血虚、阴虚火旺者慎用。饮食易消化，以助药力；忌食生冷瓜果之品，以免影响药效的发挥或损伤胃肠。

（5）危重患者服药后，应严密观察其神志、四肢寒温及唇面颜色变化。

（6）加强卫生宣教，预防中草药中毒。应在医生的指导之下用药，不要轻信偏方、验方或自采自制中草药。注意将药物标明名称、药性，放于安全处，以免不知情者拿错误服。对于有毒性反应的药，应将用药注意事项与使用方法对患者详细交代清楚，严格掌握用药剂量。纠正中草药不会引起中毒的错误观念，严格掌握常用药物的性能和用药指征，避免滥用和随意代用有毒药。

（七）静脉血栓栓塞症防治的护理

从现有的调查结果发现大部分新型冠状病毒肺炎患者都有发热，因此即使是普通型患者也可能会因为物理降温或药物的因素出现失水，后期合并胃肠道症状的较多，包括腹泻、纳差等，导致机体的非显性和显性失水严重，出现液体容量不足，血液浓缩等进一步增高血液黏稠度，是静脉血栓栓塞症（VTE）的危险因素之一。

新型冠状病毒肺炎患者可能存在其他多种VTE的危险因素，重型患者，一旦合并其他感染（如细菌、真菌等）、卧床、肥胖等因素，尤其是在老年人及有基础疾病者的人群中，VTE的风险进一步增加；收住ICU的危重型患者由于低血压或休克、昏迷或镇静等因素可导致肢体静脉血液回流减慢，血流淤滞。

重型或危重型患者由于大量炎症介质的释放、激素和免疫球蛋白的应用也会导致血液高凝；机械通气、中心静脉置管、手术等操作会导致血管内皮损伤。以上因素综合存在，可能导致深静脉血栓形成（DVT）的发生，甚至有血栓脱落导致致死性肺动脉血栓栓塞（PTE）的可能。为预防 VTE 的发生，护理过程中应注意以下几点。

（1）配合医生完成新型冠状病毒肺炎患者合并 VTE 的识别与诊治。

（2）明确了解患者既往史及相关危险因素。

（3）所有新型冠状病毒肺炎住院患者均应进行 VTE 风险评估。确诊新型冠状病毒肺炎，收住内科的住院患者，建议采用 Padua 评分进行 VTE 风险动态评估。总分≥4 分为 VTE 高危患者，<4 分为 VTE 低危患者。确诊新型冠状病毒肺炎，如果面临外科手术或创伤，建议采取 Caprini 风险评估模型进行动态评估。

（4）掌握出血相关危险因素，完善出血风险评估。

（5）配合医生落实新型冠状病毒肺炎患者的 VTE 预防建议。

（八）患者的康复护理

1. 了解康复目的　对新型冠状病毒肺炎的患者，呼吸康复治疗的目的是尽可能与团队协同工作，降低死亡率，改善预后，最大限度地保留功能和提高生活质量。

2. 掌握康复时机　呼吸康复介入的时机取决于对患者病理生理机制的认识，以及生命体征是否稳定，是否排除呼吸康复的禁忌证及患者的临床表现。病程进展时为不妨碍医疗观察，应停止呼吸康复介入。

3. 明确康复目标　短期目标为提高通气效率；改善有效肺容积；改善氧合；减少呼吸做功，缓解呼吸困难；促进气道分泌物的清除；预防身心机能恶化和增强活动能力；预防深静脉血栓、皮肤压疮等并发症。长期目标为重塑活动能力和健康；重返社会，回归工作岗位。

4. 配合康复团队完善患者评估工作。

5. 协助落实患者教育、心理重建等呼吸康复干预措施。

（九）患者的出院管理与健康指导

1. **出院患者的界定**　应符合《新型冠状病毒肺炎诊疗方案（试行第七版）》解除隔离和出院标准。

2. **出院患者的特殊考量**　鉴于即使是痊愈的患者，也不除外再感染的可能。因此，还是建议出院后14天内继续居家隔离，以加强防护为首要，遵守主管医师医疗观察的医嘱，同时注意预防感冒等其他感染性疾病。

3. **疾病预防指导**

（1）流行期间避免去人多或相对密闭的地方。

（2）不随地吐痰，避免在人前打喷嚏、咳嗽。

（3）清洁鼻子后应洗手；勤洗手；保持公共场所空气流通。

（4）排除住宅建筑污水排放系统淤阻隐患。

（5）对患者的物品、住所及逗留过的公共场所进行充分消毒。

（6）如有咳嗽、咽痛等呼吸道症状或必须到医院及其他人多的场所时，应注意戴口罩。

（7）在空旷场所做适量的运动等，均有助于提高人体对疾病的抵抗能力。

4. **出院指导**

（1）如居家时再次出现新型冠状病毒肺炎的症状或发热，应迅速复诊。

（2）居室内空气流通、新鲜，并保持合适的温度、湿度。

（3）戴口罩，掌握正确的打喷嚏、咳嗽的方法。

（4）养成良好的卫生习惯，勤洗手（流动水），勤洗澡，勤换衣服，勤晒被褥。

（5）注意休息，保证充足的睡眠。保持乐观向上的心情，提高免疫力。

（6）合理饮食，病后初愈者体质仍较虚弱，出院后应注意均衡饮食，补充足够的营养素。

（7）适当锻炼，康复期可练习太极拳等有利于心肺功能康复的运动项目，但避免过于疲劳。

（8）遵医嘱定期随访，向患者介绍疾病特点及随访要求，使其能在出院后定期检查肺、心、肝、肾及关节等功能，若发现异常，应及时治疗。

（十）患者的临终关怀护理

对临终患者及其家属的护理应体现出护理的关怀和照顾，用护士的责任心、爱心、细心、耐心、同情心，以尊重生命、尊重患者的尊严及权利为宗旨，使临终患者及家属获得帮助和支持。

1. 临终患者的护理

（1）改善呼吸功能：保持室内空气新鲜，定时通风换气。神志清醒者可采用半坐卧位；昏迷者可采用仰卧位头偏向一侧或侧卧位，防止呼吸道分泌物误入气管引起窒息或肺部并发症。保持呼吸道通畅：拍背协助排痰，应用雾化吸入，必要时使用吸引器吸出痰液；根据呼吸困难程度给予氧气吸入，纠正缺氧状态，改善呼吸功能。

（2）减轻疼痛：护士应注意观察患者疼痛的性质、部位、程度、持续时间及发作规律；稳定患者情绪、转移注意力；协助患者选择减轻疼痛的最有效方法：若患者选择药物镇痛，注意观察用药后的反应，把握好用药的阶段。

（3）促进患者舒适：维持良好、舒适的体位；加强皮肤护理，保持床单位清洁、干燥、平整、无渣屑；加强口腔护理，保持口腔清洁；注意保暖，如果使用热水袋防止烫伤。

（4）加强营养，增进食欲：给予患者心理护理，减轻其焦虑心理，获得心理支持；依据患者的饮食习惯调整饮食；创造良好的进食环境，稳定患者情绪；遵医嘱给予流质或半流质饮食，便于患者吞咽，必要时采用鼻饲或完全胃肠外营养，保证患者的营养供给。

（5）减轻感知觉改变的影响：提供舒适的环境，适当的照明，以避免临终患者产生害怕、恐惧心理，增加其安全感；加强眼部的护理，除清洁眼睛外还要保持眼睛湿润，也要防止角膜干燥发生溃疡或结膜炎；听觉是临终患者最后消失的感觉，因此，护理人员在与患者交谈时语调应柔和，语言要清晰，也可采用触摸患者的非语言交谈方式，让临终患者感到即使在生命的最后时刻也并不孤独。

（6）观察病情变化：密切观察患者的生命体征、疼痛、瞳孔、意识状态等；监测心、肺、脑、肝、肾等重要脏器的功能；观察治疗反应与效果。

2. 临终患者家属的护理　在临终关怀中，患者家属不仅承担着照顾患者的角色，而且也是医护人员的服务对象。医护人员在做好临终患者护理的同时，也要做好对临终患者家属的关怀照顾工作。但是，因新型冠状病毒肺炎为乙类传染病按甲类管理，不能满足家属照顾患者的需要，因此，护理人员在照顾好临终患者的同时，还应鼓励家属，对家属要多关心体贴。

二、心理护理

新型冠状病毒具有传播途径不明、传播渠道多样、潜伏期长、传染性强、扩散快、感染后致死率较高等特点，疫情形势严峻复杂、防控困难。使社会公众，特别是受病毒感染的住院患者遭受了较强烈的心理应激。研究显示，应激事件发生后易出现急性心理应激障碍（ASD），其发生率为6%～33%，如果处理不当，20%～50%的人会由急性应激障碍转为创伤后应激障碍（PTSD）。突发重大疫情中患者创伤后应激障碍症状检出率高达55.1%。因此对新型冠状病毒肺炎患者及相关人员开展及时有效的心理干预是十分重要的。

1. 患者及相关人员常见的心理问题

（1）疑似患者：常见的心理问题包括侥幸、躲避治疗、怕被歧视、焦躁、过度求治、频繁转院等。

（2）确诊患者：确诊患者在隔离治疗初期常见的心理问题包括麻木、否认、愤怒、恐惧、焦虑、抑郁、失望、抱怨、失眠或攻击等。隔离治疗后期患者还可能会出现孤独，或因对疾病的恐惧而不配合、放弃治疗，或对治疗的过度乐观和期望值过高等。当患者发生呼吸窘迫、病情极度危重时常见的心理问题包括极度不安、濒死感、恐慌、绝望等。

（3）患者相关人员常见的心理问题：与患者相关的人员主要包括与其有密切接触史的家属、朋友、同事等，此类人群常见的心理问题包括躲避、不安、等待期的焦虑，或盲目自信、拒绝防护和居家观察等。

（4）常见心理问题解析

1）焦虑：是人们感受到威胁或预期要发生不良后果时产生的

情绪体验，是临床患者最常见的情绪反应。常表现为过分担心、紧张不安、胸闷气短、皮肤潮红或苍白、注意力难以集中等。

2）抑郁：是一种由现实的或预期的丧失而引起的消极情绪，以情绪低落为特征。常表现为情绪低落、无望、无助感、冷漠或出乎意料的"镇定"。

3）恐惧：是人们面对危险情境而产生的一种负性情绪反应。恐惧与焦虑不同，焦虑时危险尚未出现，焦虑的对象不明确或是有潜在威胁的事物，而恐惧有明确的对象，是现实中已发生或存在的人或事物。常表现为惊慌失措、哭闹喊叫、不知所措。

4）愤怒：是人们因追求目标愿望受阻，感受到挫折时出现的一种负性情绪反应，患者的愤怒情绪多见于治疗受挫时。常表现为怨恨、抵触、烦躁、敌意、无端发怒、吵闹哭泣等。

2. **心理评估方法**　心理评估（psychological assessment）是应用观察法、访谈法和心理学测验等多种心理学方法所获得的信息，对个体某一心理现象作全面、系统和深入的客观描述。

（1）心理评估的一般过程

1）确定评估的目的：首先要确定患者目前首要的问题是什么，然后确定评估的目的。评估患者有无心理障碍，或是判断其有无异常行为（如自伤、自杀行为）。

2）了解被评估者的一般情况：包括主诉、现病史、既往史、家族史及是否有心理问题，是否需要心理方面的帮助。

3）对重点发现问题、特殊问题进行详细、深入的了解和评估：在掌握一般情况的基础上，对有心理问题的患者的具体问题进行深入了解和评估，可借助各种方法，如焦点问题访谈或心理测验，以及"作品"分析等方法。

4）将收集到的资料进行整理、分析、判断：对已获得资料进行系统整理分析，写出评估报告，得出初步结论，并对患者或家属及有关人员进行解释，以确定进一步问题处理的方案。

（2）常用的心理评估方法

1）行为观察法：行为观察法是指在完全自然或接近自然的条件下，对个体可观察行为的过程或者结果进行有目的、有计划的观察记录。其目的是描述临床行为表现、评估心理活动、监测行为变化，提供客观依据。行为观察法是心理评估中最常用的方法之一，护理人员对患者行为进行客观准确的观察，根据其观察结果可对患者实施有效的心理护理。

为了使行为观察结果具有良好的客观性、准确性和科学性，护理人员应尽可能客观、系统、全面而准确地观察目标行为，并充分意识到自己的角色，做到"客观"，分清是客观的描述还是自己的感觉、反应。此外，还应控制自己，不对那些与目标行为关系不大的特殊行为和突发事件发生兴趣。对于与自己年龄、文化背景或价值观相差悬殊的患者，护理人员在分析结果时应尽可能从被观察者的角度而不是从自己的角度去理解他们的行为。观察结果尽量采用描述性方式记录目标行为，避免使用解释方式；对观察行为的产生原因需进行合理探索和解释。

2）临床访谈法：访谈（interview），是访谈者（护理人员及临床工作者等）与来访者（患者或来访者）之间所进行的有目的的会谈，是访谈者收集信息、诊断评估和治疗干预的基本沟通手段。作为临床沟通的专门技术，临床访谈与日常交谈有本质的区别。访谈的目的很明确，内容及方法都是围绕目标组织设计的。一般而言，访谈者需通过访谈了解患者的一般情况及可能存在的问题，更需通过访谈建立初步的人际关系。最重要的是，通过访谈同患者建立起协调的关系（rapport），以保证心理测验及随后的心理咨询与治疗顺利开展。

访谈的内容包括一般性资料访谈和心理评估资料访谈，其中心理评估资料访谈是更加特殊和专业化的心理诊断性访谈。访谈者可根据实际情况设计提出问题：你现在存在哪些主要问题和麻烦？你能描述一下这些问题最重要的方面吗？你的这些困难是什么时候开始出现的？它经常发生吗？这些问题发生后还经常变化吗？出现这些问题后还有别的方面的相继改变吗？

通过患者对以上问题的回答，评价患者可能出现的心理问题，便于给予针对性的心理干预。

3）心理测验法：心理测验是指根据一定的心理学理论，在标准的情境下，使用一定的操作程序对个人的心理特征进行客观分析和描述的一种方法，是一种测量技术。心理测验与其他心理评估方法相比，具有标准化、客观化等优点。即测验的标准化问题，测验的刺激、反应的量化及分数的转换与解释方面都需经过标准化，结果客观可信；心理测验大都是判断个人在行为样本中所处的位置，没有绝对判别标准。

结合新型冠状病毒肺炎患者的心理特点，可采用90项症状自评量表（symptom check list 90，SCL-90）、焦虑自评量表（self-rating anxiety scale，SAS）、抑郁自评量表（self-rating depression scale，SDS）、生活事件量表、特质应对方式问卷、社会支持评定量表、创伤后应激障碍症状清单等评估患者的焦虑、抑郁及应激后的各种情绪，并根据评估结果，结合临床症状给予相应的干预措施。

3. 心理干预策略　根据患者心理问题类型、严重程度及护理人员自身能力，心理干预策略可分为初级干预、次级干预及三级干预。

（1）初级干预

1）干预对象：所有住院患者、家属、探视者。

2）干预实施者：所有与患者及其相关人员接触的医护人员。

3）干预措施：①理解患者及其相关人员可能出现的情绪反应属于正常的应激反应，在接触过程中觉察患者心理反应与需要，及时评估自杀、自伤、攻击风险，给予适当的关怀、倾听等正面心理支持，不与患者正面冲突。鼓励患者养成健康的饮食和作息习惯，利用读书、听音乐等方式适当转移注意力。②在常规治疗和护理过程中提供以信息支持为主的心理护理（新型冠状病毒肺炎相关知识）。解释隔离治疗的重要性和必要性，鼓励患者树立积极恢复的信心。强调隔离手段不仅是为了更好地观察治疗患者，同时也是保护亲人和社会安全的方式。根据患者的接受程度，解释目前治疗的要点和干预的有效性，积极鼓励患者配合治疗的所有行为。协助服务对象了解真实可靠的信息与知识，取信科学和医学权威资料。③寻求应对压力的社会支持，利用现代通讯手段协助患者联络亲朋好友、同事等，倾诉感受，保持与社会的沟通，获得支持鼓励。鼓励其使用心理援助热线或在线心理干预等。

（2）次级干预

1）干预对象：结合临床表现及量表评估，存在轻度至中度心理问题的患者及其相关人员。

2）干预实施者：具备一定心理护理或心理咨询能力的护士或心理干预专业人员。

3）干预措施：①提供连续的信息支持。重点关注患者已获得信息的正确性，对其他信息的需求及对现有信息的反应，满足患者对信息的需要，消除患者的不确定感、焦虑等消极情绪。②提供恰当的情感支持。营造安全的环境，允许患者自由地表达情感；对患者的情绪表达表示理解和接受；与患者一起探索和讨论这些情绪反应，采用一些方法（共情技术、倾听技术、发泄疏导技术、聚焦技术等）缓解患者的不愉快情绪。③评价干预效果。定时评价干预效果，效果不理想要查找原因，发现超过护士个人处理能力范围时要及时寻求团队支持。

（3）三级干预

1）干预对象：结合临床表现及量表评估，存在重度心理问题者。

2）干预实施者：具有较强心理护理技能及较丰富实践经验者或心理干预专业人员。

3）干预措施：①提供较次级干预更为深入的信息和情感支持的心理干预。②提供专业的心理干预咨询，邀请专业心理干预人员或团队加入，也可提供心理热线咨询。③必要时，请精神/心理学专业人员会诊，根据患者的情况可给予适当的药物治疗。

（林　芳　杨　晶）

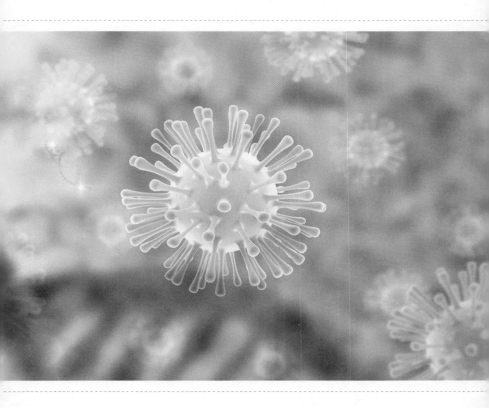

C 第四章
CHAPTER 4

新型冠状病毒感染的预防

第一节
普通人群的预防措施

一、尽量减少外出活动

（1）建议疾病流行期间避免去有明确新冠肺炎确诊病例的地区。

（2）建议疾病流行期间减少走亲访友和聚餐，避免各类聚会，尽量在家休息。

（3）建议疾病流行期间减少到人员密集的公共场所活动，尤其是空气流动性差的地方，如公共浴池、温泉、影院、网吧、KTV、商场、车站、机场、码头、展览馆等。如必须去，建议佩戴口罩并避免用手触碰鼻腔、口腔，回家后需洗手。

（4）建议疾病流行期间避免接触野生动物和家禽家畜，不要接触、购买和食用野生动物，尽量避免前往售卖活体动物（禽类、海产品、野生动物等）的市场。

（5）尽可能避免与有呼吸道疾病症状（如发热、咳嗽或打喷嚏等）的人密切接触。

二、外出过程中的个人防护措施

（1）如必须外出，建议佩戴口罩。并且积极配合公共场所相关工作人员进行健康监测。

（2）外出期间与人接触时，尽量保持1m以上的社交距离。

（3）咳嗽、打喷嚏、流鼻涕时，需用纸巾或屈肘将口鼻完全遮住；将用过的纸巾集中装在自备的塑料袋里，封后尽快扔进标识为"其他垃圾"的封闭垃圾桶或者医疗废物垃圾桶。咳嗽或打喷嚏后，用肥皂和清水或含酒精洗手液清洗双手。如有发热和其他呼吸道感染症状，特别是持续发热不退，及时到医院就诊。

（4）不要随地吐痰，应先吐在纸巾上，装在自备的塑料袋里，封后尽快扔进标识为"其他垃圾"的封闭垃圾桶或者医疗废物垃圾桶。

（5）随时保持手卫生。减少接触公共场所的公用物品和部位；从公共场所返回、咳嗽手捂之后、饭前便后应用洗手液或肥皂、流动水洗手，或者使用含酒精成分的免洗洗手液；不确定手是否清洁时，避免用手接触口、鼻、眼；打喷嚏或咳嗽时，用肘部衣服而不是手遮住口、鼻。

（6）外出前需根据气候变化，注意增减衣物，防寒保暖；外出期间应尽量缩短在人群密集场所的逗留时间或佩戴口罩；尽量少接触野生动物或流浪猫狗；若发生咳嗽、流涕、发热等疑似症状，请按疾控中心要求居家隔离或就医，切勿带病出行。

（7）疾病流行期间，如需进入电梯或公共交通工具等密闭且人群密度较高的场所，需注意：尽量与他人保持距离，必须戴口罩。万一在没有戴口罩的情况下，遇到附近其他人打喷嚏，必须用衣袖遮盖自己的口、鼻，之后尽快换掉衣服，彻底洗脸和洗手。

三、居家防护措施

1. 保持良好的卫生习惯

（1）居室多通风换气并保持整洁卫生。保持室内通风，可通过自然通风和/或排风扇来改善通风状况。目前，国内外对通风换气方法没有明文规定，建议通风换气根据室内、室外环境情况而定。户外空气质量较好时，早、中、晚均可通风，每次通风时间在15~30分钟；户外空气质量较差时，通风换气频次和时间应适当减少。冬天开窗通风时，需注意避免因室内外温差大而引起感冒。

（2）家庭成员不共用毛巾，保持家具、餐具清洁，勤晒衣被。

（3）不随地吐痰，口鼻分泌物用纸巾包好，弃置于有盖垃圾桶内。

（4）保持口腔健康有助于预防肺炎的发生。

（5）注意正确消毒：①在疾病流行期间，外出回家后，应及时用洗手液和流动水洗手，或用含酒精洗手液或消毒剂进行手消毒。②桌椅等物体表面每天做好清洁，并定期消毒。③有身体健康状况不明客人来访后，及时对室内相关物体表面进行消毒，可选择有效的消毒剂或消毒湿巾擦拭消毒。④物体表面可选择二氧化氯等含氯消毒剂或消毒湿巾擦拭。手、皮肤建议选择有效的消毒剂，如碘伏、含氯消毒剂和过氧化氢消毒剂等手皮肤消毒剂或速干手消毒剂擦拭消毒。

有效的消毒方法如下：

1）酒精消毒：酒精能使细菌的蛋白质变性凝固，消毒皮肤可使用75%医用酒精。

2）蒸汽消毒：从水沸腾开始20分钟即可达到消毒目的，适用于消毒餐具和衣物。

3）煮沸消毒：100℃的温度也能使细菌的蛋白质变性，需要消毒杀菌的物品必须全部浸入水面。适用于消毒餐具、某些玩具、奶瓶等小件物品。

4）天然紫外线照射消毒：天然紫外线就是太阳光，其杀菌效果不容忽视。适用于消毒空气、衣物、毛绒玩具、被褥等。

5）高锰酸钾溶液消毒：使用5‰高锰酸钾溶液可消毒餐具、蔬菜和水果，浸泡1分钟之后用干净饮用水再冲洗一遍即可。

6）漂白粉消毒：漂白粉能使细菌的酶失去活性而导致其死亡，是非常有效的消毒杀菌法。在桌椅、床地板、墙面等使用1%～3%漂白水（漂白粉加清水），用抹布擦拭即可达到消毒目的。

7）含氯消毒液消毒：能有效消毒杀菌，直接稀释之后装在塑料壶中即可进行消毒杀菌，但需要注意避开食物和餐具。适用于桌、椅、床、墙面、地板等的消毒。

2. 保持良好的健康习惯

（1）合理膳食：每天摄入高蛋白食物及新鲜蔬菜和水果，在平时食用量的基础上加量；适量多饮水，每天不少于1500ml；不要偏食，荤素搭配，食物多样；饮食不足、老人及患有慢性消耗性基础疾病的患者，建议增加商品化肠内营养剂（特医食品），每天额外补充不少于2100kJ（500kcal）的热量；疾病流行期间不要节食、减重；疾病流行期间可适量补充复方维生素、矿物质等保健食品。

（2）不要接触、购买和食用野生动物，不要吃未经检疫的生鲜食品，切割生食和熟食所用刀具、案板要固定且分开使用，禽、肉、蛋要充分煮熟后食用。

（3）吸烟、过量饮酒均可降低机体免疫力，倡导戒烟限酒。

（4）适当锻炼，提高免疫能力。每天累计锻炼不少于30分钟。适当进行有氧运动。遵循全面锻炼、循序渐进、持之以恒的原则，尽可能使身体各部位、各系统都得到锻炼；运动强度应由小到大，在身体逐步适应的基础上循序渐进；形成习惯，常练不懈。户外锻炼宜选择在晴朗的白天，注意保暖，做好准备运动，运动时勿用嘴呼吸。不参加群体性体育活动。

（5）规律作息，充足睡眠。每天保证睡眠时长不少于 7 小时，不要熬夜，提高机体免疫力。

3. 保持良好的心态

（1）关注可靠信息，学习科学知识，不要盲目恐惧。通过政府、权威机构发布的信息，了解本次新型冠状病毒肺炎疫情、防控知识等相关信息。减少不科学信息对自己的误导，不信谣、不传谣。

（2）科学调适心理，保持平和。学会自我调控情绪，正确应对各种刺激和负性情绪。认识到自己出现负性情绪是正常的，接纳自己的情绪反应。尽量做一些愉悦身心的事情，也可通过深呼吸放松技术等科学渠道，帮助自己减轻负性情绪。

（3）用好社会支持系统。多与家人或朋友交流，减轻负性情绪，也要帮助家人或朋友处理负性情绪，做到自助与助人。及时寻求专业帮助。关注自己和家人的情绪状态，如负性情绪持续时间比较长，影响到正常生活，自己无法解决，应及时寻求精神卫生、心理健康专业人员的帮助。

4. 主动健康监测

（1）主动做好个人与家庭成员的健康监测，自觉发热时要主动测量体温。家中儿童与老人要定期进行体温监测。

（2）若出现新型冠状病毒感染可疑症状（包括发热、咳嗽、咽痛、胸闷、呼吸困难、轻度食欲缺乏、乏力、精神稍差、恶心呕吐、腹泻、头痛、心悸、结膜炎、轻度四肢或腰背部肌肉酸痛等），应主动戴上口罩；并根据病情，及时就近到医疗机构就诊。尽量避免乘坐地铁、公共汽车等交通工具，避免前往人员密集的场所。就诊时应主动告诉医生自己的相关疾病流行地区的旅行、居住史，以及发病后接触过什么人，配合医生开展相关调查。

5. 有备无患

（1）物资准备：家庭备置体温计、医用外科口罩或 N95 口罩、家庭消毒用品等物资。

（2）信息准备：了解当地就近发热门诊就诊信息及就诊流程，便于出现疑似症状时可快速正确就诊。

6. 重视儿童及老年人群　　人群对新型冠状病毒普遍缺乏免疫力，因此，所有人均应重视并施行必要的防护措施。抵抗力较弱的儿童、老年人或有慢性基础疾病者，不仅易感且病情或较重，因此，更需引起警惕。家长应注意督促儿童做好必要的日常防护，勤洗手，外出戴口罩，注意平衡膳食，适度运动，保持居住环境清洁，保持室内空气流通。老年人往往合并高血压、糖尿病、冠心病等慢性疾病，是本次疫情危重症及死亡病例的高发群体。除做好基本的个人防护外，需遵从医生的医嘱，根据基础疾病的不同，按时、规律、规范服用药物，做好相关疾病的二级预防治疗。对于活动受限、认知缺陷的患者，患者家属需协助治疗，同时做好评估、监测工作。

四、手卫生防护知识

现有的研究显示，新型冠状病毒主要经呼吸道飞沫传播，亦可通过接触传播。接触分为直接接触和间接接触，其中以间接接触更为常见，以手的间接接触传播最为普遍。注意手卫生是切断传播途径的有效手段。因此，疾病流行期间需时刻注意个人卫生，勤洗手，提倡采用七步洗手法规范洗手。

1. **需要洗手的情况**　在咳嗽或打喷嚏时用手掩住口、鼻后，在照护患者后，在制备食品之前、期间和之后，饭前便后，手脏时，接触过动物或粪便之后，碰触任何可疑污染物后。

2. **正确洗手方法**　为七步洗手法。

第一步：洗手掌。流动水湿润双手，涂抹洗手液（或肥皂），掌心相对，手指并拢相互揉搓。

第二步：洗背侧指缝。手心对手背沿指缝相互揉搓，双手交换进行。

第三步：洗掌侧指缝。掌心相对，双手交叉沿指缝相互揉搓。

第四步：洗拇指。一手握另一手大拇指旋转揉搓，双手交换进行。

第五步：洗指背。弯曲各手指关节，半握拳把指背放在另一手掌心旋转揉搓，双手交换进行。

第六步：洗指尖。弯曲各手指关节，把指尖合拢在另一手掌心旋转揉搓，双手交换进行。

第七步：洗手腕、手臂。揉搓手腕、手臂，双手交换进行。

3. **注意事项**

（1）建议使用肥皂或洗手液，并使用流动水洗手。

（2）七步洗手法每个步骤中，每个动作不应少于5次，洗手全过程要认真揉搓双手15秒以上，时间至少40～50秒，各部位均应洗到，最后用清水冲洗净清洗剂。

（3）特别要注意彻底清洗戴戒指、手表和其他装饰品的部位。

（4）在没法用水洗手的情境下，可以使用含有酒精的消毒湿纸巾或免洗快速手消毒剂等含酒精消毒品擦拭，作为用肥皂和流动水洗手的替代方案。

（5）酒精擦拭手机等其他随身携带暴露物品可以起到一定的预防效果。

（6）外出回家后除洗手外，建议立即清洗鼻孔、眼结膜等。

（7）注意不用污手触碰眼、鼻、口等。

（8）不用污浊的毛巾擦手。

五、口罩防护知识

1. **口罩分类标准**　常用的防护口罩有医用外科口罩和 N95 口罩。呼吸道传染病患者或有急性呼吸道症状者均应佩戴口罩防止疾病传播；在流行期间，如要出入人群密集或空间狭小的场所，也需佩戴具备防护作用的口罩。

在我国，医用外科口罩要求执行 YY 0469-2011 标准，该标准明确提出了针对细菌的过滤要求：口罩的细菌过滤效率不得小于 95%，压差不得大于 49Pa。该标准对环氧乙烷（消毒剂）残留量、皮肤刺激性、细胞毒性也有明确规定，但对颗粒过滤效率的要求较低，在 32L/min 气流量条件下能够 ≥30% 即可。考虑到细菌、病毒大量附着于尘埃粒子和飞沫中，而飞沫的粒径远比悬浮在空气中的尘埃粒子大，该标准侧重于阻挡飞沫，同时也就达到了阻挡尘埃粒子的效果。

N95 是美国呼吸器的认证等级，由美国国家职业安全健康研究所（NIOSH）认证。其中，N 表示 not resistant to oil，可以用于防护非油性悬浮颗粒，95 的意思是过滤效率大于等于 95%，表明这类口罩在指定气流量（85L/min）条件下，能够过滤掉超过 95% 的非油性颗粒物，由此得名 N95。呼吸器是一种呼吸防护设备，在设计上相较于普通口罩来说贴合面部更加紧密，可以非常有效地过滤空气中的颗粒物。如果佩戴正确，N95口罩的过滤能力优于普通口罩和医用口罩。但是，即使佩戴完全符合要求，也无法100%消除感染疾病的风险。

我国的N95口罩标准主要包括3项国家标准（GB和GB/T）和2项医药行业标准（YY和YY/T），也有一些口罩使用美国和欧洲标准（如ASTM、EN等），其中GB 2626-2006和GB 19083-2010作为具有法律约束性的强制性国家标准被广泛使用。这两个标准有很多类似的技术参数，如过滤效率、吸气阻力等，而GB 19083-2010作为医疗行业防护口罩的技术标准，还包含了血液穿透、表面抗湿性等指标。具体技术要求方面，GB 2626-2006将防护过滤等级分为三级：KN90≥90%（KN90相当于N90），KN95≥95%（KN95相当于N95），KN100≥99.97%（KN100相当于N100）。GB 19083-2010将防护过滤等级分为三级：1级为≥95%，2级为≥99%，3级为≥99.97%，因此只要符合该标准的任何"医用防护口罩"，就已至少达到了与KN95相当的过滤效率。

KN95口罩是中国标准GB 2626-2006中规定的级别之一。N95口罩是美国标准42CFR84中规定的级别之一。这两个级别的技术要求、测试方法等基本一致，都是对应标准下过滤效率达到95%。因此，适用场所及人群差别亦不大。

表4-1-1列出了目前口罩常见分类标准。

表4-1-1　口罩常见分类标准

标准名称	标准号	类别
呼吸防护用品——自吸过滤式防颗粒物呼吸器	GB 2626-2006（2020年7月1日后将由GB 2626-2019取代）	强制性国家标准
医用防护口罩技术要求	GB 19083-2010	—

续表

标准名称	标准号	类别
日常防护型口罩技术规范	GB/T 32610-2016	推荐性国家标准
医用外科口罩	YY 0469-2011	强制性医药行业标准
一次性使用医用口罩	YY/T 0969-2013	推荐性医药行业标准
医用口罩使用材料性能的标准规范	ASTM F2100-2019	美国标准
医用口罩要求和试验方法	EN 14683-2014	欧洲标准

2. 常用口罩的种类及功能　见表4-1-2。

表4-1-2　常用口罩的种类及功能

口罩类型	N95口罩（不带呼气阀）	N95口罩（带呼气阀）	医用外科口罩	普通医用口罩	棉布口罩
图片实例					
预期用途	又称为N95呼吸器，一种呼吸防护设备，适用于防护经空气传播的呼吸传染病	用途同不带呼气阀的N95口罩。呼气阀的设计很精巧，有几层口盖。可以让呼出的气体排出，又不会让小颗粒进入。这种设计可以使呼吸更加轻松，并有助于减少湿热积聚	适用于医务人员或相关人员的基本防护，以及在有创操作过程中提供阻止血液、体液和液体飞溅物传播的防护	用于普通环境下的一次性卫生护理，或致病性微生物以外的颗粒（如花粉）的阻隔及防护	挡风、保暖、隔绝灰尘等较大颗粒物

口罩类型	N95口罩（不带呼气阀）	N95口罩（带呼气阀）	医用外科口罩	普通医用口罩	棉布口罩
过滤效果	阻挡至少95%的非常小的（约0.3μm级别）颗粒	同不带呼气阀的N95口罩，阻挡至少95%的非常小的（约0.3μm级别）颗粒	医用外科口罩的过滤效率不完全一样，一般而言可过滤大约5μm的颗粒。外层有阻水层，可防止飞沫进入，中层是过滤层	缺少对颗粒和细菌的过滤效率要求，或要求低于医用外科口罩和医用防护口罩	只能过滤较大的颗粒，如烟尘粉末等
使用次数	限个人使用，受损或变形时应丢弃，变湿、变脏、被污染时都应丢弃	同不带呼气阀的N95口罩。限个人使用，受损或变形时应丢弃，变湿、变脏、被污染时都应丢弃	一次性使用	一次性使用	可清洗重复使用，口罩防病毒效率低，并且厚重、闷热，与面部密合性差

3. 不同人群及场景口罩推荐使用 见表4-1-3。

（1）一般人群：建议普通民众、公共交通司乘人员、出租车司机、环卫工人、公共场所服务人员等在岗期间佩戴口罩，建议使用医用外科口罩，有条件且身体状况允许的情况下，可佩戴医用防护口罩。

（2）特殊人群

1）可能接触疑似或确诊病例的高危人群，原则上建议佩戴医用防护口罩（N95及以上级别）并佩戴护目镜。

2）某些心肺系统疾病患者、老年人及慢性病患者身体状况各异，如心肺疾病患者佩戴后会造成不适感，甚至会加重原有病情，建议佩戴前应向专业医师咨询，并在专业医师的指导下选择合适的口罩。

3）孕妇佩戴防护口罩应注意结合自身条件，选择舒适性比较好的产品。佩戴前应向专业医师咨询，确认与自己的身体状况适合。

4）儿童处在生长发育阶段，其脸型小，建议选择正规厂家生产的儿童防护口罩。

表4-1-3 口罩类型及推荐使用人群

人群及场景	○推荐使用		√选择使用			
	可不戴或戴普通口罩	一次性使用医用口罩（YY/T0969）	医用外科口罩（YY0469）	颗粒物防护口罩（GB 2626）	医用防护口罩（GB 19083）	防护面具（加P100滤棉）
高风险 疫区发热门诊			√	○		√
隔离病房医护人员			√	○		√
接管、气管切开等高危医务工作者				○		○
隔离区服务人员（清洁、尸体处置等）				○	√	
对确诊、疑似现场流行病学调查人员				√	○	
较高风险 急诊工作医护人员				○		
对密切接触人员开展流行病学调查人员				○		
对疫情相关样本进行检测人员				○		

续表

○推荐使用			√ 选择使用		
中等风险	普通门诊、病房工作医护人员等	√	○		
	人员密集区的工作人员	√	○		
	从事与疫情相关的行政管理、警察、保安、快递等从业人员	√	○		
	居家隔离及与其共同生活人员	√	○		
较低风险	在人员密集场所滞留的公众	○			
	人员相对聚集的室内工作环境	○			
	前往医疗机构就诊的公众	○			
	集中学习和活动的托幼机构儿童、在校学生等	○			
低风险	居家生活、散居居民	○			
	户外活动者	○			
	通风良好场所的工作者、儿童和学生等	○			

4. 口罩的正确使用方法

（1）戴口罩前先洗手，特别注重指尖的揉搓。

（2）分清楚口罩的外面、内面、上端、下端。目前应用于新型冠状病毒防护的口罩式样主要有3种：挂耳式口罩、绑绳式口罩、头戴式口罩。对前两者来说：分清上下看鼻夹（有金属鼻夹的一端朝上）；分清内外看折叠层，挂耳式口罩外面折叠层朝下，内面折叠层朝上。对头戴式口罩来说：被折叠朝向外侧的为外面，有金属鼻夹的一端朝上。一次性口罩还可根据颜色判断内外面，一般来说深的是外面，带有金属条的部分为口罩的上方。

（3）将口罩两端挂在耳朵上，或系牢在头部。

（4）拉伸口罩，使其覆盖口鼻。

（5）用双手压紧鼻梁两侧的金属条使口罩上端紧贴鼻梁，然后向下拉伸口罩，使口罩不留有褶皱、覆盖住鼻子和嘴巴。一定要贴合面部，不要有缝隙，使其形成密闭的环境，让通气经过口罩而不是四周的缝隙。

5. 其他注意事项

（1）更换：不管是哪种类型的口罩，防护效果都是有限的，需定期更换。当出现以下情况时应及时更换口罩：呼吸阻抗明显增加，口罩与面部无法密合时；口罩受污染（如染有血渍或飞沫等异物）；使用时曾进入隔离病房或与患者接触（该口罩已被污染）。目前，国外包括世界卫生组织对N95口罩的最佳佩戴时间没有明确结论，我国也尚未对口罩的使用时间作出相关规定。对N95口罩防护效率及佩戴时间的研究结果显示，N95口罩佩戴2天，过滤效率仍保持在95%以上，呼吸阻抗变化不大；佩戴3天过滤效率降低至94.7%。美国疾病控制与预防中心建议：在N95口罩供应不充足的情况下，只要没有被明显弄脏或损坏（如生折痕或撕裂），可以考虑继续使用。

（2）正确摘除及处理口罩

1）佩戴、摘除口罩过程中，前臂、手、口罩外面不要碰到脸、眼睛、鼻子、嘴巴，以免这些部位的黏膜被感染。摘除过程中避免触碰口罩的外表面，摘下耳挂（或头部系带）后，由内而外反向折叠后，直接投入医疗废物垃圾桶或用密封袋或保鲜袋装好后，尽快扔进标识为"其他垃圾"的封闭垃圾桶中，谨记处置完废弃口罩后务必要认真洗手。

2）摘下的口罩不要直接放在背包、衣服兜等处，容易造成持续感染风险。也不要触碰别人使用过的口罩，避免交叉感染；用于防御细菌的一次性口罩，当潮湿或考虑已被污染时，严禁再次使用。

（张　静　刘海霞）

第二节
医护人员的防护措施

一、医护人员防护的策略和原则

为有效地应对新型冠状病毒肺炎疫情，做好医疗机构内预防与控制新型冠状病毒肺炎疫情的工作，各医疗机构应制定感染预防和控制的应急预案和工作流程，配备训练有素的感染预防和控制团队，开展全员培训，做好医务人员防护。根据世界卫生组织发布的《怀疑发生新型冠状病毒感染时医疗机构的感染预防和控制》指导文件第一版，预防或限制医疗机构内传播的感染预防和控制包括以下策略。

1. **落实分诊制度，早期识别和控制传染源（隔离疑似新型冠状病毒感染患者）**　医疗机构应建立分诊制度，对所有患者在入院时进行评估，以便及早识别可能的新型冠状病毒感染，并立即隔离疑似感染者，将其安排在与其他患者分开的区域进行诊疗。为促进及早发现疑似新型冠状病毒感染病例，医疗机构应鼓励医护人员保持高度临床怀疑态度；在入口处设置设备完善的分诊台，并安排训练有素的工作人员；根据最新的病例识别和诊断标准使用筛查问卷；在公共场所张贴标志，提醒有症状患者告知医护人员。

2. **针对所有患者采取标准防护措施**　标准预防措施包括手卫生和呼吸卫生，根据风险评估结果，使用合适的个体防护装备，采取注射安全措施，注意医疗废物的安全管理，按时按需被服洗消，保持环境清洁和患者护理设备的消毒。

（1）确保采取以下呼吸卫生措施：确保所有患者在咳嗽或打喷嚏时用纸巾或肘部掩住口鼻；在候诊区向疑似新型冠状病毒感染患者提供医用口罩；接触呼吸道分泌物后采取手卫生措施。

（2）医护人员应根据世界卫生组织《手卫生的五个时刻》，在以下五个时刻采取手卫生措施：接触患者前，进行任何清洁或无菌操作前，体液暴露后，触碰患者后，触碰患者周围环境后。手卫生措施包括用含酒精成分的免洗洗手液或肥皂和流动水清洁双手；如果手部没有明显污垢，最好使用含酒精成分的免洗洗手液；手部有明显污垢时用肥皂和流动水清洗双手。

（3）合理、正确、一贯地使用个体防护装备也有助于减少病原体的传播。使用个体防护装备的有效性在很大程度上取决于充足的物资供应、充分的人员培训和恰当的手卫生措施。

（4）确保前后一贯地正确遵守环境清洁和消毒程序十分重要。使用水和清洁剂彻底清洁环境表面并使用医院常用消毒剂（如次氯酸钠）的做法有效且充分。应根据常规安全程序管理医疗器械和设备、被服、餐食服务用具和医疗废物。

3. **对疑似新型冠状病毒感染病例采取额外防护措施**　除采取标准预防措施外，所有人在进入疑似或确诊新型冠状病毒患者的病房前均应采取针对接触和飞沫传播的预防措施。一些产生气溶胶的操作会增加传播冠状病毒的风险，如气管插管、无创通气、气管切开术、心肺复苏、插管前人工通气和支气管镜检查等。进行易产生气溶胶的操作时，需要采取针对气溶胶的空气传播预防措施。

（1）针对接触和飞沫传播的防护：①患者应安置在通风良好的单人病房；对于自然通风的普通病房，每位患者的通风量应达到60L/s。②疑似病例应当进行单间隔离，经实验室确诊的患者可以多人安置于同一房间；在可能的情况下，应指定一组医护人员专门照顾疑似或确诊病例，以降低传播风险。③医护人员应使用医用防护口罩；医护人员应佩戴眼睛保护（护目镜）或面部保护（防护面罩）设备，以避免黏膜污染；医护人员应穿着防护服；医护人员应戴手套；在护理完患者后，应正确脱下所有个体防护装备并采取手卫生措施。④设备应为一次性，即用即弃或者专用（如听诊器、血压袖带和体温计）。如果设备需要多位患者共用，两次使用之间须进行清洗和消毒。⑤医护人员应避免用可能被污染的手套或裸手触摸眼睛、鼻子或口部。⑥除非医学上有需要，否则应避免移动和运送患者离开病房或病区。使用指定的便携式X线机和/或其他指定的诊断设备。如果需要运送患者，应采用事先确定的运送路线并让患者戴上医用口罩，以尽量减少工作人员的暴露；确保运送患者的医护人员根据本部分内容采取手卫生措施并穿着适当的个体防护装备；在患者抵达前尽早通知接收患者的病区采取任何必要的预防措施。⑦定期清洁和消毒患者接触的表面。⑧限制与新型冠状病毒疑似和确诊患者有接触的医护人员的数量。⑨记录所有进入病房的人员。

（2）针对产生气溶胶的操作的空气传播预防措施

1）确保进行产生气溶胶的操作的医护人员在充分通风的房间里操作，即每个患者的空气流量至少为160L/s的自然通风房间或每小时至少换气12次，且使用机械通风时可以控制空气流动方向的负压房间。

2）使用防颗粒物呼吸器，其防护程度至少应达到美国国家职业安全卫生研究所认证的N95、欧盟FFP2标准或同等标准。使用一次性防颗粒物呼吸器时，必须检查其密封是否良好。注意：如果佩戴者有胡须，可能造成呼吸器不能正确贴合。

3）使用护目镜或防护面罩保护眼睛。

4）穿着防护服，戴手套。

5）将房间里的人数限制在患者护理和支持所需的绝对最低限度值。

4. **实施行政管控**　医疗机构内预防和控制新型冠状病毒感染传播的行政控制措施和政策包括但不仅限于以下：建立可持续的感染预防控制基础设施和开展活动；教育患者的护理人员；制定促进及早识别可能由新型冠状病毒造成的急性呼吸道感染的政策；确保及时进行实验室检测以查明病原体；防止过度拥挤，特别是在门诊和急诊部；为有症状的患者提供专门的等候区；适当隔离住院患者；确保个体防护设备的充足供应；确保医疗机构各方面工作遵守感染预防控制政策和程序。

与医护人员有关的行政措施：为医护人员提供足够的培训；确保充足的医护人员和患者配比；在医护人员中建立针对可能由新型冠状病毒引起的急性呼吸道感染的监测程序；确保医护人员和公众了解及时就医的重要性；监测医护人员遵守标准预防措施的情况，并酌情建立改进机制。

5. **实施环境和工程管控**　这些控制措施针对医疗机构的基本基础设施。其目的是确保医疗机构内各区域都有足够的通风和充分的环境清洁。此外，所有患者之间应保持至少1m的空间距离。空间分隔和充分通风有助于减少许多病原体在医疗机构内的传播。确保前后一贯地正确遵守环境清洁和消毒程序。使用水和清洁剂彻底清洁环境表面并使用医院常用消毒剂的做法有效且充分。应根据常规安全程序管理被服洗消、餐食服务用具和医疗废物。

二、防护用品的分类及使用指引

医疗卫生人员在应对新型冠状病毒肺炎疫情的过程中，应按照接触患者和/或感染性的物质时感染的风险程度，在标准预防的基础上根据所采取的接触预防、飞沫预防和空气预防措施分别选用相应的个人防护用品。接触或可能接触新型冠状病毒肺炎病例和感染者、污染物（血液、体液、分泌物、呕吐物和排泄物等）及其污染的物品或环境表面的所有人员均应使用个人防护装备。所有的个人防护用品尽量选择一次性使用产品。

1. **外科口罩**　预检分诊、发热门诊及全院诊疗区域应当使用，需正确佩戴。污染或潮湿时随时更换。

2. **医用防护口罩**　医用防护口罩（N95、FFP2 及以上），应配有鼻夹，具有良好的表面抗湿性、抗血液穿透性（表 4-2-1、表 4-2-2）。医用防护口罩推荐使用 3M1860、1860S（小号）或 9132，或其他药品监督管理局检测通过的医用防护口罩。原则上在发热门诊、隔离留观病区（房）、隔离病区（房）和隔离重症监护病区（房）等区域，以及进行呼吸道标本采集、气管插管、气管切开、无创通气、吸痰等可能产生气溶胶的操作时使用。一般 4 小时更换一次，污染或潮湿时随时更换。其他区域和在其他区域的诊疗操作，原则上不使用。

3. **呼吸面具**　分为（半）全面具和电动送风过滤式呼吸器，应有较好的防溅性能，全面具要有较好的透亮性。全面具推荐使用 3M FF 400 或 6700（小号）或 6800（中号）或 6900（大号），配合使用 3M 7093CN P100 高效滤棉盒或 2091CN P100 高效过滤棉；电动送风过滤式呼吸器推荐使用 S855E 头罩配合 Jupiter 或 TR300 电机配合 P3 最高等级滤棉，或 BETM 10 电动送风系统，配合 P100 最高等级滤棉。

4. **手套**　为橡胶（丁腈）手套或医用一次性乳胶手套，弹性好，不易破损，手套长度能包裹袖口。推荐使用每副单独包装。在预检分诊、发热门诊、隔离留观病区（房）、隔离病区（房）和隔离重症监护病区（房）等区域使用，但需正确穿戴和脱摘，注意及时更换手套。禁止戴手套离开诊疗区域。戴手套不能取代手卫生。

5. **速干手消毒剂**　医务人员诊疗操作过程中，手部未见明显污染物时使用，全院均应当使用。预检分诊、发热门诊、隔离留观病区（房）、隔离病区（房）和隔离重症监护病区（房）必须配备使用。

6. **护目镜**　弹性佩戴，视野宽阔，透亮度好，有较好的防溅性能。推荐使用 3M 1623AF（AF 代表镜片防雾）或 GA500 护目镜。在隔离留观病区（房）、隔离病区（房）和隔离重症监护病区（房）等区域，以及呼吸道标本采集、气管插管、气管切开、无创通气、吸痰等可能出现血液、体液和分泌物等喷溅操作时使用。禁止戴着护目镜离开上述区域。如护目镜为可重复使用的，应当消毒后再复用。其他区域和在其他区域的诊疗操作原则上不使用护目镜。

7. **防护面罩/防护面屏**　防护面罩应能包裹全部面部及两侧。诊疗操作中可能发生血液、体液和分泌物等喷溅时使用。如为可重复使用的，使用后应当消毒方可再用；如为一次性使用的，不得重复使用。护目镜和防护面罩/防护面屏不需要同时使用。禁止戴着防护面罩/防护面屏离开诊疗区域。

8. **隔离衣**　面料应能阻止轻微液体的渗透，袖口应为弹性收口。预检分诊、发热门诊使用普通隔离衣，隔离留观病区（房）、隔离病区（房）和隔离重症监护病区（房）使用防渗一次性隔离衣，其他科室或区域根据是否接触患者使用。一次性隔离衣不得重复使用。如使用可复用的隔离衣，使用后按规定消毒后方可再用。禁止穿着隔离衣离开上述区域。

9. **防护服**　应符合 GB 19082《医用一次性防护服技术要求》，袖口、脚踝口应为弹性收口，针缝的针眼应密封处理，具有良好的防水、抗血液穿透性。隔离留观病区（房）、隔离病区（房）和隔离重症监护病区（房）使用。防护服不得重复使用。禁止戴着医用防护口罩和穿着防护服离开上述区域。其他区域和在其他区域的诊疗操作原则上不使用防护服。

10. **帽子**　面料应能阻止轻微液体的渗透。

11. **长筒靴或保护性鞋套**　使用防水、防渗透、一次性鞋套。

三、医疗机构内的分级防护

各级医务人员、疾病预防控制中心及其他有关人员在医院或相关场所进行新型冠状病毒肺炎防治工作时，在遵循以下防护原则做好个人防护的同时，注意分级防护。

1. **流行病学调查**　对出现症状的密切接触者、新型冠状病毒肺炎疑似和确诊病例和无症状感染者进行流行病学调查的人员采取二级防护，穿工作服，戴一次性帽子、医用防护口罩、护目镜或防护面屏，外罩一件医用防护服，戴一次性手套，穿一次性鞋套。

2. **标本采集和运送**

（1）对新型冠状病毒肺炎出现症状的密切接触者、疑似和确诊病例和无症状感染者进行样本采集的人员采取三级防护，除按二级防护要求外，应当加戴防护面罩（头罩），或将医用防护口罩、护目镜或防护面屏、防护面罩换为全面具或更高级别带电动送风过滤式呼吸器。

（2）运送样本的人员在运送样本时应遵守生物安全相关规定，采取二级防护。运送样本司机如不接触样本，可采取一级防护，穿工作服、戴一次性帽子、戴一次性医用外科口罩、穿一次性隔离衣和戴一次性手套。

3. 实验室检测

（1）在生物安全柜内对标本进行处理和检测的人员采取三级防护，穿工作服、戴一次性帽子、医用防护口罩、护目镜或防护面屏、外罩一件医用防护服，戴防护面罩（头罩），戴一次性手套（双层）、穿一次性鞋套。或将医用防护口罩、护目镜或防护面屏、防护面罩换为全面具或更高级别带电动送风过滤式呼吸器。

（2）标本处理和检测时可能产生气溶胶操作的人员采取三级防护，除按二级防护要求外，应当加戴防护面罩（头罩），或将医用防护口罩、护目镜或防护面屏、防护面罩换为全面具或更高级别带电动送风过滤式呼吸器。

4. **消毒**　对新型冠状病毒肺炎疑似和确诊病例和无症状感染者或可能污染的场所进行消毒的人员采取二级防护，穿工作服、戴一次性帽子、医用防护口罩、护目镜或防护面屏、外罩一件医用防护服、戴一次性手套、穿一次性鞋套。

5. **密切接触者医学观察**　进入新型冠状病毒肺炎密切接触者房间或近距离接触的医学观察人员采取二级防护，穿工作服，戴一次性帽子、医用防护口罩、护目镜或防护面屏，外罩一件医用防护服，戴一次性手套，穿一次性鞋套。其他观察人员采用一级防护，穿工作服、戴一次性帽子、戴一次性医用外科口罩、穿一次性隔离衣和戴一次性手套。

6. 患者转运 对出现症状的密切接触者、新型冠状病毒肺炎疑似和确诊病例和无症状感染者进行转运的医务人员和司机采取二级防护，穿工作服，戴一次性帽子、医用防护口罩、护目镜或防护面屏，外罩一件医用防护服，戴一次性手套，穿一次性鞋套。

7. 患者诊治

（1）一般呼吸道发热门（急）诊的医务人员采取增强一级防护以上，至少穿工作服、戴一次性帽子、戴一次性医用防护口罩、穿一次性隔离衣和戴一次性手套。

（2）进入隔离留观室、隔离病房或隔离病区对新型冠状病毒肺炎疑似或确诊病例进行诊疗、清洁消毒的医务人员，采取三级防护，穿工作服， 戴一次性帽子、医用防护口罩、护目镜或防护面屏，外罩一件医用防护服，外戴防护面罩（头罩），戴一次性手套（双层），穿一次性鞋套。

（3）对新型冠状病毒肺炎疑似、确诊病例和无症状感染者实施可能产生气溶胶近距离治疗操作，如气管内插管、雾化治疗、诱发痰液的检查、支气管镜、呼吸道痰液抽吸、气管切口的护理、胸腔物理治疗、鼻咽部抽吸、面罩正压通气（如 BiPAP 和 CPAP）、高频震荡通气、复苏操作、死后肺组织活检等的医务人员采取三级防护，除按二级防护要求外，应当加戴防护面罩（头罩），或将医用防护口罩、护目镜、防护面罩换为全面具或更高级别带电动送风过滤式呼吸器。

（4）处理患者血液、分泌物、排泄物和死亡患者尸体的工作人员采取三级防护，除按二级防护要求外，应当加戴防护面罩（头罩），或将医用防护口罩、护目镜、防护面罩换为全面具或更高级别带电动送风过滤式呼吸器。

四、防护用品的使用方法和注意事项

医用防护口罩或呼吸面具应在离开病房并关好门后才能脱掉，其他的个人防护用品应在走廊或患者病房外的缓冲间脱卸。在穿戴个人防护用品前和脱卸个人防护用品后应立即进行规范的手卫生。所有脱卸的一次性使用个人防护用品应作为感染性医疗废物进行处置，非一次性使用的防护用品应在指定的地点进行消毒处置。

1. 一次性外科口罩佩戴及脱卸

（1）口罩佩戴前应进行手卫生。

（2）口罩深颜色一面朝外，鼻夹一侧朝上。

（3）两根绳带平行系于脑后，一根在脖子后面，一根在耳上。

（4）用双手手指同时按压两侧鼻夹让口罩尽可能贴紧面部。

（5）口罩完全覆盖住口鼻，将褶皱尽可能拉开。

（6）脱卸时先解开下面的系带，再解开上面的系带，不要接触口罩前部。

（7）脱卸口罩时尽量闭眼并屏住呼吸，将口罩扔入黄色垃圾桶。

（8）口罩佩戴时间不得超过4小时。

2. 医用防护口罩佩戴及脱卸

（1）口罩佩戴前应进行手卫生。

（2）一手托住口罩，将其扣于面部适当位置，先将下面系带戴在脖子后面，再将上面系带戴在耳上，两根带子平行于脑后。

（3）用双手手指同时按压两侧鼻夹让口罩尽可能贴紧面部。

（4）双手按压口罩前部进行口罩密闭性测试：大口呼气，出现

正压表明无漏气；深吸气，如不漏气，口罩将紧贴面部；如漏气，调整口罩位置或收紧束带。

（5）脱卸：双手将下方束带拉过头顶松开，再将口罩耳上方的束带拉过头顶，拿着束带从前下方脱下，不要接触口罩前部。

（6）脱卸口罩时尽量闭眼并屏住呼吸，将口罩扔入黄色垃圾桶。

3. 隔离衣脱卸

（1）进行手卫生。

（2）解开隔离衣后面系带。

（3）将手从袖子脱出，注意手不要接触隔离衣外面。

（4）从内面将隔离衣脱下扔入黄色垃圾桶。

（5）进行手卫生。

4. 防护服脱卸

（1）先拉开防护服封条并解开防护服拉链。

（2）进行手卫生。

（3）先从里面脱去防护帽部分，再将袖子脱出，注意手不要接触隔离衣外面。

（4）双手抓住内面，将内面朝外轻轻卷至踝部，连同防护鞋（靴）一起脱下。

（5）扔入黄色垃圾桶。

（6）进行手卫生。

5. 穿戴防护用品顺序

（1）非连体防护服穿戴

1）戴口罩：一只手托着口罩，扣于面部适当的部位，另一只手将口罩带戴在合适的部位，压紧鼻夹，紧贴于鼻梁处［戴医用防护口罩或（半）全面具呼吸器还需做气密性检查]。

2）戴上护目镜或防护面罩。

3）戴帽子：戴帽子时，注意双手不接触面部。

4）穿隔离衣或防护服。

5）穿长筒靴或保护性鞋套。

6）检查手套气密性，戴上手套，将手套套在防护服袖口外面。

（2）连体防护服穿戴

1）戴一次性帽子。

2）戴口罩或全面具［戴医用防护口罩或（半）全面具呼吸器还需做气密性检查]。

3）戴上护目镜或防护面罩（全面具无须佩戴）。

4）穿连体防护服（戴上防护服帽子）。

5）穿长筒靴或保护性鞋套。

6）检查手套气密性，戴上手套，将手套套在防护服袖口外面。

6. 脱卸防护用品顺序

（1）非连体防护服脱卸

1）离开隔离室或污染区域。在隔离室外厅脱卸（不能污染其他的人）。

2）摘掉手套，将里面朝外，放入黄色的感染性医用废弃物袋中。

3）洗手。

4）脱掉隔离衣或防护服及鞋套，将里面朝外，放入黄色的感染性医用废弃物袋中。

5）洗手。

6）将手指反掏进帽子，将帽子轻轻摘下，里面朝外，放入黄色的感染性医用废弃物袋中。摘下护目镜或面罩，重复使用的直接放入消毒液内消毒，或放入双层黄色的感染性医用废弃物袋中送指定地点消毒。

7）洗手。

8）摘掉口罩。先将下面的口罩带摘下，再将上面的口罩带连同口罩一起摘下，注意双手不接触面部。

9）洗手。

（2）连体防护服脱卸

1）离开隔离室或污染区域。在隔离室外厅脱卸（不能污染其他的人）。

2）摘掉手套（如戴双层手套，脱掉外层手套），将里面朝外，放入黄色的感染性医用废弃物袋中。

3）洗手。

4）脱掉防护服及鞋套，将里面朝外，放入黄色的感染性医用废弃物袋中。

5）洗手。

6）摘下护目镜或防护面罩。摘掉口罩或面具，先将下面的口罩带摘下，再将上面的口罩带连同口罩一起摘下，注意双手不接触面部。重复使用的护目镜、防护面罩或面具，直接放入消毒液内消毒，或放入双层黄色的感染性医用废弃物袋中送指定地点消毒。

7）洗手。

8）将手指反掏进帽子，将帽子轻轻摘下，里面朝外，放入黄色的感染性医用废弃物袋中。

9）洗手。

10）脱掉内层手套（如戴双层手套），洗手。

7. 眼罩或防护面屏清洁消毒方法

（1）眼罩每次佩戴后，使用过氧化氢消毒湿巾彻底擦拭消毒后干燥备用。

（2）防护面罩每次佩戴后，一次性塑料片卸下扔入黄色垃圾袋，剩余部分使用 2000ppm 含氯消毒剂浸泡 30 分钟后冲净擦干备用，或使用过氧化氢消毒湿巾彻底擦拭消毒后干燥备用。

8. 全面型呼吸面罩清洁消毒方法

（1）使用后如无明显血液、体液污染，将全部表面采用过氧化氢消毒湿巾彻底擦拭消毒后干燥备用。

（2）如面屏有血液、体液污染，则需要流动水冲洗后再用过氧化氢消毒湿巾彻底擦拭消毒后干燥备用。

（3）如过滤盒受到明显血液、体液污染，则应将过滤盒卸下后扔入黄色垃圾袋，剩余部分流动水冲洗后再用过氧化氢消毒湿巾彻底擦拭消毒后干燥备用。

9. 防护用品使用注意事项

（1）个人防护用品（尤其是呼吸防护用品）质量对感染防护效果影响较大，应选择符合要求的产品。

（2）医用防护口罩每 4 小时应至少更换一次，遇污染或潮湿时应及时更换。

（3）离开隔离区前应对重复使用的防护用品如佩戴的护目镜或防护面屏、防护面罩、全面具、电动送风呼吸器等进行消毒。

（4）接触疑似病例，防护用品应在接触每个病例之间进行更换。

（5）防护用品被患者血液、体液、污物污染时，应立即更换。

（6）在初次选用医用防护口罩或呼吸面具时，要进行适合性检验。在每次佩戴医用防护口罩或呼吸面具时应进行佩戴气密性自检。

五、环境感染控制

（1）及时对患者感染性的物质，包括患者的排泄物、分泌物、血液、受到污染的医疗器械和用品、织物、环境物体表面、空调通风系统、空气等开展消毒工作。

（2）使用的消毒产品应当符合国家有关规定和标准。

（3）听诊器、温度计、血压计等医疗器具和物品实行专人专用。重复使用的医疗器具应当先消毒去污染后，再送消毒供应中心处理。

（4）医疗废物的处置遵循《医疗废物管理条例》的要求，双层封装后按照当地的常规处置流程进行处置。

（5）患者出院、转院后应当按照《医疗机构消毒技术规范》要求对隔离室或病房内的空气、环境物体表面、织物、食饮具、物品、诊疗器械和设备、空调通风系统进行终末消毒。

（6）未解除隔离的患者死亡后，应当及时对尸体进行处理。处理方法为：用浸有消毒液的双层布单包裹尸体，装入防渗透的双层尸体袋中，由专用车辆直接送至指定地点火化。

六、环境清洁消毒

（一）日常清洁消毒

（1）加强开窗通风。

（2）切实做好患者病室的日常清洁与消毒，尤其关注高频接触表面（如各类把手、按键、仪器面板等）的清洁与消毒。

（3）采用消毒剂浓度500ppm的含氯消毒剂或一次性湿巾进行物体表面清洁消毒。

（4）做好终末清洁与消毒。必要时，在常规清洁与消毒的基础上，增加紫外线照射、过氧化氢气雾消毒等措施。

（5）执行"清洁单元"的原则，清洁用具应一床一更换，不可以交叉使用。

（6）对使用过的或已污染的清洁工具，推荐采用机械清洗、热力消毒、机械干燥的处置方式。

（二）疑似或确诊病例诊疗区域的清洁消毒

（1）加强通风，每日至少2~3次，每次不少于30分钟。必要时加机械通风，也可选用循环风空气消毒或次氯酸动态喷雾消毒。

（2）无人情况下可采用紫外线或过氧化氢对房间空气及物体表面进行消毒。

（3）选用0.2%~0.5%的过氧化氢溶液、有效氯1000mg/L含氯消毒液或高水平消毒湿巾擦拭消毒，保证足够的作用时间。

（4）重复使用的医用织物可煮沸消毒10分钟或1000mg/L含氯消毒液浸泡30分钟后进行规范清洗消毒。

（5）复用餐具可煮沸消毒10分钟或1000mg/L含氯消毒液浸泡30分钟后进行规范清洗消毒。

（6）被血液或体液污染的地面，应用带消毒剂的吸水巾覆盖，作用至少60分钟后再进行清洁消毒。

（7）所有产生的废物按感染性废物套双层黄色垃圾袋送固废中心焚烧。

（童　琳）

参考文献

[1] Chen Y, Liu QY, Guo DY. Emerging coronaviruses: genome structure, replication, and pathogenesis [J]. Journal of Medical Virology, 2020. DOI: 10.1002/jmv.25681.

[2] McBride R, Fielding BC. The Role of Severe Acute Respiratory Syndrome(SARS)-Coronavirus Accessory Proteins in Virus Pathogenesis [J]. Viruses, 2012, 4(11): 2902-2923.

[3] Masters PS. Coronavirus genomic RNA packaging [J]. Virology, 2019, 537: 198-207.

[4] Xu XT, Chen P, Wang JF, et al. Evolution of the novel coronavirus from the ongoing Wuhan outbreak and modeling of its spike protein for risk of human transmission [J]. SCIENCE CHINA Life Sciences, 2020. DOI: 10.1007/s11427-020-1637-5.

[5] Douglas GC, O'Bryan MK, Hedger MP, et al. The novel angiotensin-converting enzyme (ACE) homolog, ACE2, is selectively expressed by adult Leydig cells of the testis [J]. Endocrinology, 2004, 145(10): 4703-4711.

[6] Li WH, Moore MJ, Vasilieva N, et al. Angiotensin-converting enzyme 2 is a functional receptor for the SARS coronavirus [J]. Nature, 2003, 426: 450-454.

[7] Kuba K, Imai Y, Rao S, et al. A crucial role of angiotensin converting enzyme 2 (ACE2) in SARS coronavirus-induced lung injury

［J］. Nature Medicine, 2005, 11: 875-879.

［8］ Huang CL, Wang YM, Li XW, et al. Clinical features of patients infected with 2019 novel coronavirus in Wuhan, China ［J］. Lancet, 2020, 395: 497-506.

［9］ 中华人民共和国国家卫生健康委员会. 截至2月7日24时新型冠状病毒肺炎疫情最新情况［EB/OL］. 2020-02-08.

［10］ 湖北省卫生健康委员会. 2020年2月7日湖北省新型冠状病毒感染的肺炎疫情情况［EB/OL］. 2020-02-08.

［11］ Guan WJ, Ni ZY, Hu Y, et al. Clinical Characteristics of Coronavirus Disease 2019 in China ［J］. The New England Journal of Medicine, 2020. DOI: 10.1056/NEJMoa2002032.

［12］ Chan J FW, Yuan SF, Kok KH, et al. A familial cluster of pneumonia associated with the 2019 novel coronavirus indicating person-to-person transmission: a study of a family cluster ［J］. Lancet, 2020, 395: 514-523.

［13］ Chen NS, Zhou M, Dong X, et al. Epidemiological and clinical characteristics of 99 cases of 2019 novel coronavirus pneumonia in Wuhan, China: a descriptive study ［J］. Lancet, 2020, 395: 507-513.

［14］ Wang DW, Hu B, Hu C, et al. Clinical Characteristics of 138 Hospitalized Patients With 2019 Novel Coronavirus-Infected Pneumonia in Wuhan, China ［J］. Journal of the American Medical Association, 2020. DOI: 10.1001/jama.2020.1585.

［15］ Chang D, Lin MG, Wei L, et al. Epidemiologic and Clinical Characteristics of Novel Coronavirus Infections Involving 13 Patients

Outside Wuhan, China [J]. Journal of the American Medical Association, 2020. DOI: 10.1001/jama. 2020.1623.

[16] 杨智聪, 杜琳, 王鸣, 等. 气压与气温对 SARS 发病流行的影响分析[J]. 中国公共卫生, 2003, 9: 10-12.

[17] Spruit M A, Singh S J, Garvey C, et al. An Official American Thoracic Society/European Respiratory Society Statement: key concepts and advances in pulmonary rehabilitation [J]. American Journal of Respiratory and Critical Care Medicine, 2013, 188 (8): e13-e64.

[18] Hashem M D, Parker A M, Needham D M. Early Mobilization and Rehabilitation of Patients Who Are Critically Ill [J]. CHEST, 2016, 150(3): 722-731.

[19] Sricharoenchai T, Parker A M, Zanni J M, et al. Safety of physical therapy interventions in critically ill patients: A single-center prospective evaluation of 1110 intensive care unit admissions [J]. Journal of Critical Care, 2014, 29(3), 395-400.

[20] Nydahl P, Sricharoenchai T, Chandra S, et al. Safety of Patient Mobilization and Rehabilitation in the ICU: Systematic Review with Meta-Analysis [J]. Annals of the American Thoracic Society, 2017, 14(5): 766-777.

[21] Liu S, Zhou YM, Liu SX, et al. Association between exposure to ambient particulate matter and chronic obstructive pulmonary disease: results from a cross-sectional study in China [J]. Thorax, 2017, 72(9): 788-795.

[22] Lee J Y, Kim Y J, Chung E H, et al. The clinical and virological

features of the first imported case causing MERS-CoV outbreak in South Korea, 2015 [J]. BMC Infectious Diseases, 2017, 17 (1): 498.

[23] 王辰, 方国恩, 谢欲晓, 等. 2019新型冠状病毒肺炎呼吸康复指导意见 (第一版)[J/OL]. 中国修复重建外科杂志, 2020: 1-5.

[24] 杨峰, 刘妮, 胡杰英, 等. 新型冠状病毒感染的肺炎患者 4S 呼吸康复指引[J]. 中华结核和呼吸杂志, 2020, 43(00): E004-E004.

[25] 胡春燕, 丁巧玲, 刘莉, 等. 体外膜肺氧合治疗重症甲型H1N1流感病毒性肺炎患者的临床观察及护理[J]. 护士进修杂志, 2019, 34(6): 541-543.

[26] 黄光琴, 高春华, 冯洁惠, 等. 15例人感染 H7N9 禽流感重症患者的护理[J]. 中华护理杂志, 2014, 49(1): 31-34.

[27] 刘伟娟. SARS 患者的临床护理[J]. 齐鲁护理杂志, 2003, 9(11): 826.

[28] 刘钰, 冯志英. 隔离病区SARS及疑似患者的整体护理[J]. 中华护理杂志, 2003, 38(7): 527-529.

[29] 佟娜. 1例应用体外膜肺氧合救治人感染H7N9禽流感重症肺炎患者的护理[J]. 护理实践与研究, 2016, 13(21): 157-159.

[30] 王淑芹, 张春艳, 万娜, 等. 4例危重症甲型流感孕产妇的护理[J]. 中华现代护理杂志, 2018, 24(14): 1624-1626.

[31] 张春艳, 万娜, 王淑芹, 等. 重症流感病毒性肺炎患者的临床护理与感染防控[J]. 中华现代护理杂志, 2018, 24(14): 1617-1620.

[32] 张黎明, 刘钰, 袁彬, 等. 严重急性呼吸综合征 (SARS) 患者的护理观察[J]. 解放军护理杂志, 2003, 20(6): 1-3.

[33] 万彬, 陈萍, 付莉, 等. 甲型H1N1流感患者的护理[J]. 中华护理杂志, 2009, 44(11): 997-998.

[34] 赵建平, 胡轶, 杜荣辉, 等. 新型冠状病毒肺炎糖皮质激素使用的建议[J]. 中华结核和呼吸杂志, 2020, 43(00): E007-E007.

[35] 中华医学会呼吸病学分会呼吸危重症医学学组, 中国医师协会呼吸医师分会危重症医学工作委员会. 成人重症新型冠状病毒肺炎患者气道管理推荐意见(试行)[J]. 中华医学杂志, 2020, 100(00): E004-E004.

[36] 中国医师协会体外生命支持专业委员会. 危重型新型冠状病毒肺炎患者体外生命支持应用时机及模式选择的专家建议[J]. 中华结核和呼吸杂志, 2020, 43(00): E009-E009.

[37] 中国医师协会新生儿科医师分会, 中国妇幼保健协会新生儿保健专业委员会, 中华医学会围产医学分会, 等. 新生儿科2019新型冠状病毒感染防控专家建议[J]. 中华围产医学杂志, 2020, 23(2): 80-84.

[38] 姜毅, 徐保平, 金润铭, 等. 儿童新型冠状病毒感染诊断、治疗和预防专家共识(第一版)[J]. 中华实用儿科临床杂志, 2020, 35(2): 81-85.

[39] 中华医学会儿科学分会, 中华儿科杂志编辑委员会. 儿童2019新型冠状病毒感染的诊断与防治建议(试行第一版)[J]. 中华儿科杂志, 2020, 58(00): E004-E004.

[40] 中国医师协会妇产科医师分会母胎医师专业委员会, 中华医学会妇产科分会产科学组, 中华医学会围产医学分会, 等. 妊娠期与产褥期新型冠状病毒感染专家建议[J]. 中华围产医学杂志, 2020, 23(2): 73-79.

[41] 中华医学会呼吸病学分会肺栓塞与肺血管病学组, 中国医师协会呼吸医师分会肺栓塞与肺血管病工作委员会, 全国肺栓塞与肺血管病防治协作组, 等. 新型冠状病毒肺炎相关静脉血栓栓塞症防治建议(试行)[J]. 中华医学杂志, 2020, 100 (00): E007-E007.

[42] 王启星, 景欣, 朱正方, 等. 新型冠状病毒肺炎患者在机械通气条件下使用呼吸机的感染防控关键问题探讨[J]. 中华传染病杂志, 2020, 38(00): E005-E005.

[43] 朱颖, 务秋蕾, 王琳, 等. 华中科技大学同济医学院附属协和医院妊娠合并新型冠状病毒肺炎初步诊疗建议[J]. 中华妇产科杂志, 2020, 55(2): 77-80.

[44] 漆洪波, 陈敦金, 冯玲, 等. 新型冠状病毒感染孕产妇分娩期需要注意的问题[J]. 中华妇产科杂志, 2020, 55(2): E001-E001.

[45] 国家卫生健康委员会. 新型冠状病毒肺炎诊疗方案(试行第五版 修正版)[EB/OL]. 2020-02-08.

[46] 国务院应对新型冠状病毒肺炎疫情联防联控机制. 关于加强新型冠状病毒肺炎疫情防控期间孕产妇疾病救治与安全助产工作的通知(肺炎机制发〔2020〕25号)[EB/OL]. 2020-02-08.

[47] 姜荣环, 马弘. 急性应激障碍的研究现状[J]. 国际精神病学杂志, 2007, 34(3): 147-149.

[48] Richard A Bryant, Michelle L Moulds, Reginald VD Nixon. Cognitive behavior therapy of acute stress disorder: a four-year follow-up [J]. Behavior Research and Therapy, 2003, 41(4): 489-494.

[49] 张克让, 徐勇, 杨红, 等. SARS患者、医务人员及疫区公众创伤后应激障碍的调查研究[J]. 中国行为医学科学, 2006, 15(4):

358-360.

［50］张明园, 何燕玲. 精神科评定量表手册［M］. 湖南: 湖南科学技术出版社, 2015: 224.

［51］应对新型冠状病毒感染的肺炎疫情联防联控工作机制. 关于印发新型冠状病毒感染的肺炎疫情紧急心理危机干预指导原则的通知(肺炎机制发〔2020〕8号)［EB/OL］. 2020-01-26.

［52］崔世香, 邓宝凤, 朱一英, 等. 对48例SARS病人的心理状态分析和心理干预［J］. 中华护理杂志, 2004, 39(8): 600-602.

［53］国家卫生健康委员会. 新型冠状病毒肺炎诊疗方案（试行第六版）［EB/OL］. 2020-02-19.

［54］国家卫生健康委员会. 新型冠状病毒肺炎诊疗方案（试行第七版）［EB/OL］. 2020-03-04.